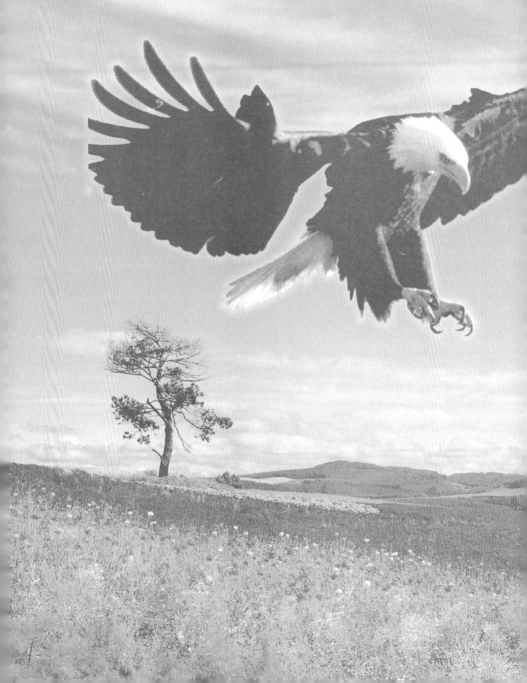

大展好書　好書大展
品嘗好書　冠群可期

大展好書　好書大展
品嘗好書　冠群可期

中醫保健站：57

楊清山

——按摩經驗集——

楊清山 口述
李榮華
張秀瑞 整理

大展出版社有限公司

楊清山 按摩經驗集

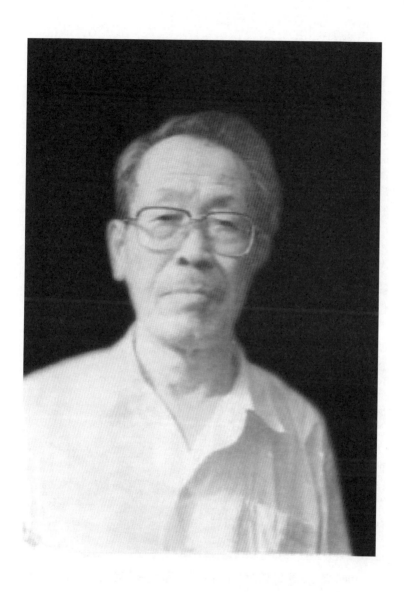

著名按摩醫師 楊清山 先生 70 歲留影

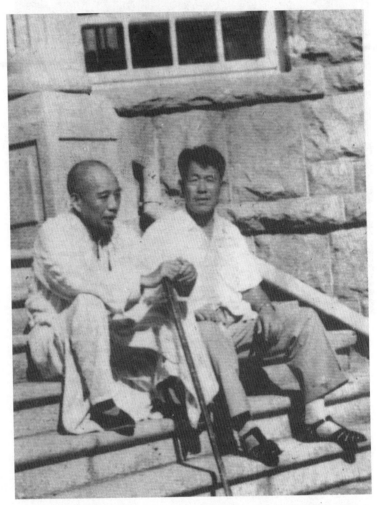

1965 年 楊清山 醫師（右 1）與前國家副主席 王震 在青島合
影留念。

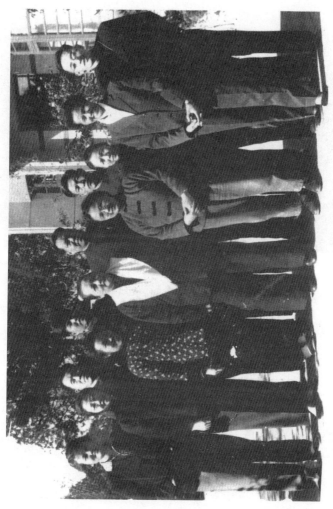

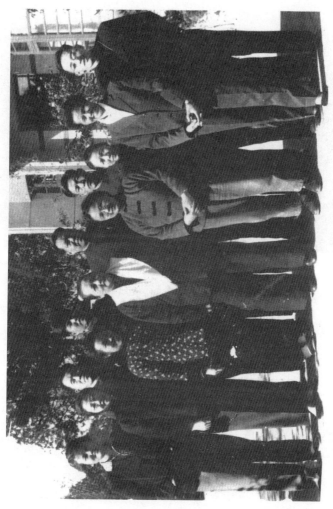
有關照片、提辭

1963 年 楊清山 醫師（後排左 1）與 宋慶齡（前排左 4）名譽主席生前在昆明合影留念

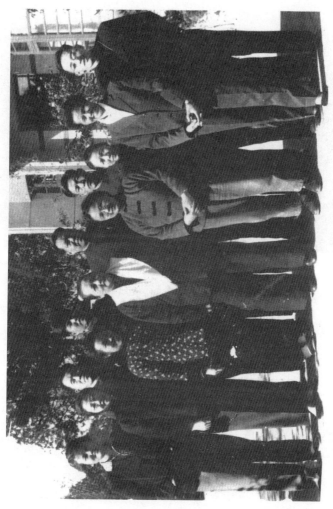

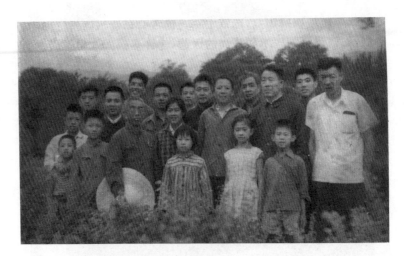

編寫組全體工作人員合影留念 1973 年

楊清山　　　　　第二排右起第二人

余國器　　　　　第二排右起第三人

李榮華　　　　　第二排右起第一人

張秀瑞（女）　　第二排右起第三人

趙耀青　　　　　第二排右起第五人

劉　篤　　　　　第四排右起第二人

高應斗　　　　　第二排右起第二人

按摩疗法是祖国
的医学遗产,应努力发
掘加以提高,更好
地为人民服务

宋庆龄
1978年8月

宋慶齡 名譽主席生前贈給本書之題詞

按摩在臨床醫學和康復
醫學中佔有重要位置，必
須重視，并大力推廣。

為

楊清山按摩經驗集題

黃樹則

原國家衛生部副部長黃樹則同志為本書題詞

楊清山醫師，對祖國醫學科學技術，「按摩療法」經驗豐富，曾對各種慢性疾病患者進行治療，不但療法簡便易行，效果較好，頗受患者歡迎。

本書作了全面包括一些實驗研究的總結，值得各方面醫務人員參考學習。

吳潔

吳潔同志為北京醫院副院長

按摩医者成故卓著堪称

人民祛病延年益寿之

法宝

为杨青山按摩经验集题

段君毅

原中顧委常委、原北京市委書記段君毅同志為本書題詞

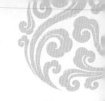

王 序

　　按摩醫師 楊清山 ，行醫數十年。他苦心鑽研中國傳統醫學，勇於創新。他精湛的醫術和高尚的醫德，為許多病人取得了滿意的療效，贏得了廣大患者的信賴。

　　1955～1986 年，他在為黨和國家領導人醫療保健服務 31 年間，兢兢業業、任勞任怨，作出了優異成績，博得廣泛地好評與讚揚。

　　1986 年初冬，楊醫師患不治之症與世長辭，了解他的人們無不悲痛。萬幸的是，楊清山 醫術結晶「經驗集」得以常留人間，在他逝世 9 週年之際，《楊清山按摩經驗集》能以再版，是對他最好的悼念與敬意。而且，也將使他精湛的醫術繼續造福於人民。

王敏清

　　原中央保健委員會辦公室主任、國家衛生保健局局長王敏清為本書作序。

— 11 —

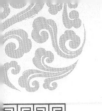

在 1978年（確切日期記不清楚了）宋慶齡
副委員長曾為「楊清山」日本題詞"按摩療法是
祖國的医學遺产，應努力發掘加以提高，更好
地为人民服务"這我經手請宋副委員長
寫的 楊清山 曾為宋副委員長作過多
年按摩，苦長欣然同意題词

　　　　　　　　　北京医院 顧承敏
　　　　　　　　　83年 10月 5日

　　顧承敏同志是 宋慶齡 同志在世時的隨身保健
大夫、北京醫院內科副主任。

　　　　　　　　　　　　　杜述周

前　言

　　按摩療法歷史悠久，是中國醫學的寶貴財富，對保障人民健康起了重要作用。

　　楊清山醫師從事按摩療法多年，積累了豐富的經驗，他吸取了前人按摩手法之優點，結合人體解剖結構和生理功能，摸索出向心性以深部揉壓為主的按摩手法。其手法精巧靈活，對某些常見急、慢性疾病，具有較好的療效，深受廣大群眾歡迎。

　　本書於 1976 年作為內部資料印出後，頗受讀者歡迎。宋慶齡名譽主席生前，曾為此書題詞。這次出版是在原稿的基礎上，經過再次修改寫成的。

　　本書由山西醫學院解剖教研室李榮華副教授全面負責，並編寫總論和部分療效觀察；第二附屬醫院理療科張秀瑞醫師編寫臨床治療和部分療效觀察；劉篤講師負責實驗工作；趙耀青繪圖。參與本書工作的尚有高應斗、郭連魁、李繼彭、董書新、商永豐等人，任彥文特為按摩手法拍攝了科教影片，趙彥琴在再版過程中，做了大量文案工作，在此一併致謝。

　　本書由北京醫院副院長、心血管科專家吳潔審鑒。

　　由於我們經驗不足，水準有限，缺點錯誤在所難免，望讀者提出批評，以便再版時修改。

再版前言（一）

楊清山醫師是我國著名的按摩師。多年從事按摩醫療保健工作，能不斷總結自己的經驗，借鑒別人的經驗，充實並發展按摩技術，形成具有特色的一派。在臨床工作中療效顯著，為廣大患者所歡迎，並得到許多高級幹部的贊許。為了繼承和推廣他的技術成果，豐富中醫學的寶庫，1973 年 1 月，山西醫學院接受有關領導部門的委託，專門組成《楊清山按摩經驗集》一書編審組，由楊清山先生心傳口授的講解與示範，編寫人員實地學習、操作與體會，由山西醫學院講師李榮華、山西醫學院第二附屬醫院理療科醫師張秀瑞執筆編寫；山西醫學院教材科繪圖員趙躍青繪圖；山西醫學院第一附屬醫院活血化瘀研究室講師高應斗、山西醫學院第一附屬醫，院中醫科醫師劉篤做實驗。由楊清山、李榮華、張秀瑞等率領一部分按摩學習班學員作了兩年多的考查與驗證，證實了本書內容的科學性與實用價值。最後由本書編寫組審查、討論後定稿，1976 年秋季作為內部交換資料，由山西醫學院內部印刷出版。從 1984 年 12 月本書正式由山西人民出版社出版，面向全國發行，至今已有 10 年之久，為了進一步滿足讀者的要求，現特再版，遺憾的是楊清山先生已病逝，無法再修補內容。今僅托囑一直按楊先生親傳技法，從事按摩工作多年的張秀瑞撰寫臨床體會文章一篇，供參考。

《楊青山按摩經驗集》編審組組長
原山西醫學院副教授兼副院長　　余國器

再版前言（二）

楊清山醫師，山西榆縣人。自幼家貧無錢上學，便隨親友到關外（瀋陽）學理髮手藝。在學徒期間，不但學技術，而且更重視學習文化，他勤奮好學，尊師愛友，深受同仁們的歡迎。師傅中有一位在瀋陽市很有名氣的按摩大師，對楊醫生不但器重，而且非常愛護他，因此二人交往很深，他便拜這位大師為師，開始學習按摩技術。他積極肯學、鑽研認真，進步很快，師傅們也都耐心地教他，約 5 年時間，他基本掌握了這位大師的全部按摩手法，而且能單獨熟練地進行按摩治療工作。「九‧一八」事變後，東北淪陷，便回到太原。

楊清山醫師回太原後最初在新開路（51 路）一家澡堂理髮店工作，同時也進行按摩工作，不少骨傷科病人找他治療，病人越來越多而他的知名度也越來越大，慢慢地在太原成為很有名氣的按摩接骨大夫。

楊清山醫師對學中醫抓得也很緊，在川至醫專時，常到圖書館找中醫導引、經絡、按摩等中醫古籍書看，他和樊清江教授很熟，有不懂的地方請樊教授講解，將中醫傳統的按摩手法結合他的按摩手法進行細緻深入地鑽研。

建國後，國立山西大學醫學院、川至醫專、長治和平醫專、山西省高級助產學校等合併成國立山西大學醫學院，我們從侯家巷山大的舊址搬到精營東二道街川至醫專的地方，我從附屬醫院外科調科任助教工作，這時楊醫師常去解剖科找我借骨骼標本學習，同時我也常去理髮室理

髮，常在理完髮後，楊醫師在我頭背部對我進行按摩，他的手法精巧靈活，運用自如，按摩完後使人身心特別舒服，因此引起我的重視，便拜他為師教我按摩，我負責給他教解剖和針灸經絡穴位，我們二人相互學習、互尊為師。我本來就熱愛中醫，從此（1949 年）便開始學習針灸和按摩，同時我們解剖科乾脆給他一副骨骼架，放在理髮室供他學習，他有時也跟內科班和保健班聽解剖課，楊醫師待人非常熱情，解剖科的人都很喜歡他，因此責成專人為他進行系統地講解解剖學，使他進步很快。

1952 年王世英（原山西省省長）患病，經樊清江教授（原衛生廳廳長）介紹，楊醫師便高興地答應了給王省長按摩，不久便隨王省長到了北京，到北京後除給王省長按摩外，有時也給中央一些領導們按摩，他的按摩手法也隨之從骨傷科的重型手法、逐漸向保健按摩的中輕型手法發展。約在 1957 年前後，楊醫師正式調北京中央保健局工作。喬遷京都時，我提出他的按摩手法可寫一本書，他不但同意而且非常高興，於是我們直接請示山醫劉景山書記研究編按摩書的事，劉書記答應和黨委研究後再作答覆，約在 1959 年前後院黨委正式批准編寫楊清山「按摩療法」一書，由原王仲興院長領導，成立按摩療法編寫小組，抽調解剖科楊占林任組長，李榮華任副組長，按摩手法由楊清山指導、二院張秀瑞大夫幫助楊醫師按摩並參加編書抄寫工作，尤效良、張玉潤、鄭貴書三人照相並拍攝按摩療法科教影片；李俊民、郝風山二人繪圖、編寫工作從此正式開始。

具體分工：楊醫師技術示教與指導、楊占林查資料

編寫總論部分，李榮華編寫楊醫師的按摩手法和臨床治療。

楊醫師每天在我身上按摩示範，尤效良拍每式的手法照片，張玉潤、鄭貴書二人沖洗。由於我對楊醫師的按摩手法不熟、儘管三番五次的示教，仍寫不出文字手法，編寫的難度特別大。

楊醫師對技術精益求精，隨首長到全國各地，每到一處便拜當地的按摩前輩（專家），讓他們按摩示範並研究專家們的按摩手法，在北京和上海還看了蘇聯和國外的一些按摩專家的手法，取長補短，不斷改進自己的按摩手法，將別人的優點吸收為己用。這時楊醫師的按摩手法已獨樹一幟，形成一種向心的以深部揉壓為主的按摩體系。實驗證明他的按摩手法，對人體各器官的功能在按摩後都有顯著的提高（見按摩對機體的作用）。就這樣我們邊工作邊學習直到 1960 年底，才將初稿完成。這時我們將底稿由張秀瑞大夫抄寫 3 份，送山西人民出版社 1 份，李榮華處保存 1 份，楊清山醫師帶 1 份返回北京。

1964 年此書不但沒有出版，而且出版社將原稿遺失，李榮華保存的一份也由省中醫研究所李國章大夫借去丟失，幸好楊清山醫師在北京將底稿印刷成冊開辦了多期按摩培訓班，才將原稿保存下來。

1968 年～1970 年，我在東北 3016 部隊，針刺治療聾啞病，往返路經北京，和楊醫師再三商量，由山西太原重型機器廠醫院李明肖大夫，將楊醫生請回太重給一些人做治療工作，幾經周折後他又給王仲青省長按摩，透過王省長又與山醫領導取得聯繫，我們要求再次出版《按摩療

法》一書，醫學院內部基本同意，但必須有上級的指示。

　　1972年12月25日楊醫師攜帶中央衛生部業務組給山西省教育局公函：「關於組織編寫北京醫院楊清山醫師的《按摩療法》書及拍攝按摩療法手法電影的指示」，山西醫學院黨委接函後，立即抽調以院長余國器為領導的第兩次按摩療法編寫小組，及時開始工作，並把楊醫師從北京帶回第一次編寫的按摩療法底稿為藍本，進行增補、修改、充實、實踐，最後定稿。

　　編寫組的成員與分工：

　　核心小組由余國器、楊清山、李榮華三人組成，負責編寫計畫和起草編寫大綱。

　　楊清山負責手法指導和給培訓班講課（第一期培訓班以按摩編寫組全體成員為主）以及臨床治療。

　　李榮華負責編寫總論（手法）部分和臨床療效觀察。

　　張秀瑞負責編寫臨床部分和部分臨床療效觀察。

　　劉　篤負責動物實驗。

　　趙躍青負責繪圖。

　　李繼彭、任彥文負責拍攝按摩手法科教影片。

　　高應斗幫助劉篤作了部分動物實驗。

　　郭連魁幫助趙躍青繪了部分手法圖。

　　董書新、商永豐協助余院長做行政工作。

　　從1973年1月4日第二次編寫工作正式開始，到1973年6月底《按摩療法》初稿完成。此後，按摩組全體成員深入工、農、兵實際作調查研究，並挑選典型病例、積存病例、進行論文編寫。

1974～1975年在太原鋼鐵廠按摩調查1年。

1975年在清徐縣、徐溝鎮、交城縣、文水縣、汾陽縣，呂梁地區各縣，進行實地按摩調查1年，同時到晉中軍區、276部隊醫院、進行實地按摩調查研究，收集資料、積存典型病例，共寫成高品質的論文7篇。

1975年底至1976年初，山西省科委，撥給編寫組科研經費3萬元，我們開始作「按摩機制動物試驗」，在蟾蜍、老鼠、家兔、狗等動物身上作按摩機制試驗，同時將《摩療法》書，作為內部資料印刷3萬冊，贈送全國各大專院校圖書館作為內部科研交換資料。

1977年10月楊醫師回北京後，一方面培訓按摩培訓班，一方面仍給中央領導們做保健按摩工作，同時將《按摩療法》一書，贈送中央各領導，宋慶齡名譽主席，看完該書後非常滿意，1978年8月份給本書親筆題詞：「按摩療法是祖國醫學遺產，應努力發掘加以提高，更好地為人民服務」以資鼓勵。並於1984年12月份，山西人民出版社出版，山西省新華書店發行。

該書出版後，頗受按摩愛好者、按摩學校、按摩培訓班的學員歡迎，很快被搶購一空，我並將該書贈送美國、日本、西德我的同學和朋友，均視為珍寶，藏於家中。

1985年我應美國紐約州立大學奧爾拜尼醫學院邀請，赴美講學（針灸、按摩）。在美期間，舉辦了針灸、按摩培訓班，學員反映很好，收益很大，同時我將「楊清山按摩經驗集」贈送美國各大學圖書館和各省（州）市圖書館作為珍藏資料，反映極好，為中國贏得了榮譽。

我從美國回到北京，先到楊醫師家，談到外國人對針灸、按摩很感興趣，找機會請楊醫師出國講按摩，他聽到後很高興，不幸的是在 1986 年 11 月 23 日他因病去世，未能如願。

1987 年我應日本東洋醫療健康中心針灸、按摩院的邀請，去日本講學（針灸、按摩），在日本同樣舉辦了按摩培訓班學員們對楊醫師獨特的有創世紀性的新型中國按摩手法特別感興趣，並在我講課示範手法時全部錄影，作為珍貴的學習資料保存。我從日本回國後，在 1989 年 5 月 18 日收到日本東京都某大學的一個研究生（上海市中藥研究所）張國安來信說：日本東京都一位川島喜一教授，在日本得到「楊清山按摩經驗集」，如獲至寶，並在將這本書譯成日文出版，請他幫助翻譯，他已和川島教授講過，日本讓我們直接聯繫研究，該書在日本出版問世，我與川島教授經過多次聯繫後，他問到楊醫師的情況，並想請楊醫師去日本講學，可惜楊醫師已去世。

近年來我給山西省老年大學、十三冶老年大學、山西老區醫學專修學院等學生講課時，都重點地講了楊醫師這種保健按摩手法，對人體的功能以及微循環都有助進作用，尤其對延緩衰老延長壽命都能起到保證作用，在海南島將頭面部按摩消失皺紋等作為頭面部美容手法給學生講課，實踐證明都有很好的療效。

近年來收到國內、外不少中醫按摩愛好者的來信，要買「楊清山按摩經驗集」書，該書應該儘快再版，以滿足讀者的需要。

山西醫學院解剖教授　　李榮華

再版前言（三）

《楊清山按摩經驗集》一書正式出版發行至今，社會上應用廣泛，不僅醫務人員用，也有購書為自己家庭保健按摩用。尤其各基層醫療單位，如太鋼尖草坪醫院，清徐鄉醫院，原部隊 276 醫院等都開展按摩工作。在醫療實踐中不斷探索手法的作用，我由幾十年臨床實踐，體會到對一些常見病應增加新手法。如膽結石摘除術後，胃切除，腸梗阻術後體質虛弱的治療方法，除腹部外，增加捏脊療法，具體操作：從長強穴開始沿脊柱向上至大椎穴止，用雙手拇指、食指用力捻、提、推、拿手法，反覆 3 遍為 1 次，每日治療 1 次，5～7 次為 1 療程。根據病情還可用雙腎俞穴補氣。即：雙手拇指指腹按在左，右腎俞穴，按壓 3～7 次，按後將按力沿雙手拇指內、側緣（虎口）推向臍下氣海穴，此時推力曲拇指送至雙中指指腹結束。兩種手法同時應用療效快，減少治療次數，縮短療程。

對小兒支氣管炎、發燒（體溫不超過 39℃）咳嗽，厭食，重者伴嘔吐，治療方法：捏脊，配合指揉捏大椎穴及雙風門穴，各揉捏 7～9 次，使皮下有輕微瘀血為止。大椎穴可退熱，雙風門穴可止咳，利痰，捏脊可止嘔吐、助消化，一般治療 1～3 次即可痊癒。

對神經衰弱、植物神經功能紊亂引起的頭痛，失眠，納差，腹脹，二便異常者。治療方法：頭部按摩加背部按摩，背部以摩法和拇指揉壓夾脊穴為主，調整神經功能。每次治療時間 10～15 分鐘，每日 1 次，15～20 次為

1療程，若病程1～3月左右，治療約1療程，症狀可基本消失。

對骨科疾病，各種外傷所致的脊椎骨或四肢骨骨折及關節損傷，經內、外固定術後而形成的關節僵直，伸屈受限，組織黏連，疤痕攣縮等並伴有程度不同的神經損傷（感覺神經和運動神經），治療方法，除書上所述手法外，增加推揉和點揉。在治療範圍內用推揉，在神經分佈的運動點上用點揉，兩手法結合應用，可使損傷的神經和關節功能得以迅速恢復正常。

我和楊老師在一起工作期間（包括我在北京醫院學習）深深感到，他對工作認真負責，能吃苦，任勞任怨，不分晝夜為病人服務，熱愛本職工作，鑽研業務，服務態度端正，對病人不論職位高低，都一視同仁耐心治療，這種高尚醫德，值得學習。

當前改革開放的步伐不斷深入，按摩工作也隨之發展，除應用醫療外，還用於美容，保健等。近年來，透過各種方式，如辦培訓班，師帶徒培養了按摩工作者數十人，分配到省骨科醫院，太鋼醫院，省體育賓館等單位服務於廣大患者和人民群眾，尤其山西旅遊事業的發展，國際友人旅遊、觀光不斷增加，按摩保健顯得更為需要。

我認為《楊清山按摩經驗集》一書是總結了他一生為按摩事業的貢獻，也是中國按摩療法中獨特的一派，是中醫學遺產的一部分，應當繼承發揚。為了人民的健康，為建設有中國特色的社會，按摩工作應多做貢獻。

山西醫學院第二附屬醫院副主任醫師　張秀瑞

第一編　總論

第二編　臨床治療

第三編　按摩機制實驗及療效觀察

第一編 總論

第一章 按摩概述

《按摩療法》是我國勞動人民，在長期的勞動、生活過程中，同疾病作對抗時逐漸創造和發展起來的一種治療方法。它是以醫生的手，運用科學的原理和專門的手法，施術於患者的體表部位，達到一定的治療效果，稱之為按摩療法。

第一節　按摩療法的發展簡史

按摩療法是一種很古老的治療方法，在遠古時代就有了，它與其他自然科學一樣，也是隨著人類社會的發展而發展起來的。當人類和自然界進行抗爭，進行生產勞動，患了某種疾病或遭到某種外傷時發生疼痛，便本能地用手撫摸以減輕痛苦，這樣人們便瞭解到按摩的作用。

我國古代名醫扁鵲就運用按摩治病。按摩見於書目的以《黃帝岐伯按摩》十卷為最早。到了隋唐時期，太醫院不但設有按摩專科，而且設有專人負責按摩治病。宋、金、元、明時，都很重視按摩，並把它列為臨床科之一。

清代的按摩療法，在原有的基礎上又有進一步的發展，其按摩專著不下數十種。

近百年來，由於封建社會制度對中國醫學遺產的摧殘，使中國醫學得不到應有的發展。同時給按摩療法的發展也造成了很大的阻力，甚而使按摩療法，幾乎處於失傳的邊緣。

建國後由於黨的中醫政策在全國的貫徹，使中國醫學進入了蓬勃發展的新的歷史時期。透過實踐，創造了一些我國特有的中西醫結合治療方法，並使一些中醫的傳統醫療方法，獲得了更加豐富的新內容。按摩療法和其他醫學一樣，出現了欣欣向榮的新面貌，使它在為保證勞動人民健康方面，發揮了應有的作用。

第二節　按摩對機體的作用

按摩療法對組織損傷的治病機能：根據中醫學的理論，主要是調整人體陰陽平衡，調和營衛，疏通經絡，氣血暢通，活血散瘀，疏通狹窄等，以達到推陳出新的作用。根據現代醫學的研究，透過按摩的機械刺激，作用於人體的各組織器官，有消腫止痛，整復脫位，剝離黏連，解除肌肉痙攣，麻醉鎮靜，促使物質代謝旺盛，增強機體的抵抗力，使失掉平衡的機體，轉化為新的動的平衡，從而達到治療目的。

一、按摩對皮膚的作用

按摩首先接觸皮膚，對皮膚直接發生作用。皮膚裏

有皮脂腺、汗腺、豐富的毛細血管、淋巴管和末梢神經。這些組織對身體起著保護、分泌、調節體溫等作用。

按摩使皮膚表層的衰老細胞脫落，改善皮膚的呼吸，有利於腺體的分泌。用力按摩可使皮膚裏產生一種類組織胺的物質，這種物質能活躍皮膚的血管和神經，引起毛細血管擴張，血液的流速流量加強，從而改善皮膚的營養，並可使局部溫度升高。又能由末梢神經傳到中樞，影響整個機體。

二、按摩對肌肉和關節的作用

按摩能提高肌肉的張力及工作能力，降低其疲勞度以及減少萎縮等，在一定程度上還能影響細胞的膠質狀態。按摩能使肌群獲得更多的血液，使肌肉中的含糖量增高，並可增強肌肉的代謝，改善肌肉的營養，因而按摩對治療和預防肌肉疲勞、肌萎縮、肌攣縮等都有一定的效果。

按摩可增強肌腱和韌帶的彈性和活動性，促進關節滑液的分泌和關節周圍的循環，消除關節囊的攣縮和腫脹，被按摩的關節溫度升高，從而達到關節的活動，使障礙早日恢復。

三、按摩對代謝、呼吸、消化等方面的作用

1. 按摩對代謝的作用

按摩能使尿量增加，機體內的蛋白分解產物——尿酸、尿素等同時排出體外，隨之尿中氮的排泄量也增加。我們透過家兔實驗，按摩後尿量顯著增加（$P < 0.01$）。

薩爾基佐夫——謝拉吉尼教授的實驗，全身或腹部按摩，氧的需要量增加 10％～15％，相應的二氧化碳排泄量也增加。

按摩也可使脂肪沉著減少，體重減輕。

2. 按摩對呼吸系統的作用

直接在胸壁按摩，可使呼吸活動加深。按摩身體不同部位，由反射活動也能使呼吸加深。患肺氣腫、支氣管哮喘、各種原因引起的肺硬化症都可採用按摩配合治療。某些小兒肺炎病例，應用推拿療法後，囉音很快消失。我們透過 100 例患者，對每次按摩前、後呼吸變化觀察（10天內按摩 5 次），每分鐘呼吸平均變慢 1.9 次。

3. 按摩對消化系統的作用

運用各種不同程度的手法按摩腹部，能直接調節內臟神經。

一般按摩可使內臟神經興奮，胃腸內壁肌肉的張力增加，消化腺的分泌活躍，胃腸蠕動增進，消化機能顯著改善。消化系統的分泌機能降低時，用重級手法腹部按摩較為適宜，升高時用輕、中級手法按摩較為適宜。對於腹痛、腹脹、便秘、食慾缺乏等都可採用按摩治療。

我們透過按摩治療腹部術後黏連 20 的臨床療效觀察，痊癒 9 例，顯效 4 例，有效 7 例。

四、按摩對循環系統的作用

按摩可加速靜脈血和淋巴液的回流，被按部位的毛細血管通透性增強，血液流速加快流量加大，給組織營養以良好的條件，對水腫和損傷部位的水腫可促進其吸收。

按摩後血液內的紅細胞、白細胞、血紅蛋白都有變化。按摩引起血管排空，可使大循環中動脈部分的阻力降低，因此就減輕了心臟的工作。對高血壓病人進行腹部按摩，能降低血壓。

根據我們的實驗，證明對家兔腹部按摩後，毛細血管通透性顯著增強（$P < 0.01$）。對犬腹部按摩，使股動脈血壓下降平均 12.6 毫米汞柱（$P < 0.02$）。頸動脈血液流速變慢平均 6.37 秒。對 100 例患者每次按摩前、後（10天內共按摩 5 次）血壓、脈搏的變化：血壓降低 6.7／1.9毫米汞柱，脈搏變慢 6.1 次／分。

以上這些變化，不單由於局部受機械刺激所致，而是由神經、體液因素，反射性地提高機體的某些防禦機能，同時與經絡傳導也有一定關係，有待今後進一步研究。淋巴結發炎時，不宜按摩。

五、按摩對神經系統的作用

按摩對神經系統的作用，是由於神經反射而引起的，用不同手法和不同強度的按摩，對神經系統引起的作用也不相同，輕手法有鎮靜、抑制作用，中、重級手法有興奮作用，過強的手法反而使神經抑制。

按摩對植物性神經有很大的影響，因此，按摩能引起內臟、血管，腺體等機能活動的改變。對精神方面的作用，也是不能忽視的。

按摩與神經節段性反射也有一定的關係，如按摩頸及上背部時，對頸、胸部器官，按摩腰、臀部時，對腹、盆腔器官等的活動，都有一定的影響。按摩對腦電測定，

出現 a 波增強的現象，可能由於引起內抑制發展所致。

⚫ 第三節　按摩的基本知識

一、人體解剖簡介

1. **運動器系統**：運動器由骨、軟骨、關節和肌肉組成，構成人體的基本輪廓、在神經體液的調節營養下，起保護，支持和運動作用。

(1)骨：人體有 206 塊骨（圖 1），分顱、軀幹和四肢骨三部，組成人體的支架。

(2)關節：各骨端借軟骨和韌帶聯結起來組成關節，既能活動又很牢固。關節的周圍由關節囊包裹，其間的空腔即關節腔，腔內有少量滑液、借此可減少關節活動時的摩擦。

(3)肌肉：是運動的動力器官、全身有 600 塊左右、肌肉分中間的肌腹和兩端的肌腱兩部，它跨過一個或兩個以上的關節，牽引骨骼產生運動，闊肌腱呈扁平狀，叫腱膜，起保護作用，多見於腹壁。

2. **內臟**：由消化器、呼吸器、泌尿器和生殖器等系統（圖 2）組成。起消化、呼吸、排泄和生殖等作用，是新陳代謝的主要器官。

3. **脈管系**：由心臟和複雜而密閉的管道連合而成，分血管系和淋巴系。

(1)血管系：包括心臟，動脈、毛細血管和靜脈。含氧的動脈血，從左心房流入左心室，經動脈動及其分支流

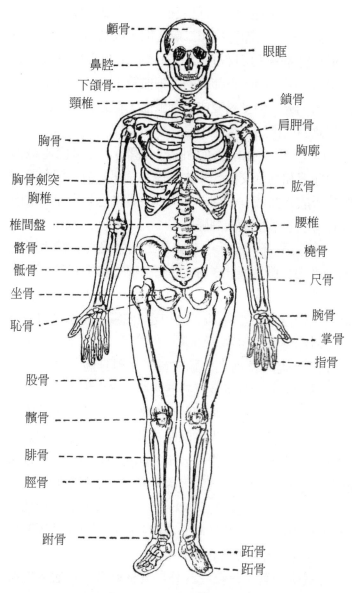

顱骨

眼眶

鼻腔

下頜骨

頸椎

鎖骨

肩胛骨

胸骨

胸廓

胸骨劍突

肱骨

胸椎

椎間盤

腰椎

髂骨

橈骨

骶骨

尺骨

坐骨

腕骨

恥骨

掌骨

指骨

股骨

髕骨

腓骨

脛骨

跗骨

距骨

距骨

圖 1-1　全身骨骼前面觀

向全身，在毛細血管中物質交換，把氧和營養物送給組織、細胞，帶走代謝產物和二氧化碳，成為靜脈血流入靜脈，最後經靜脈返回右心房。靜脈血由右心房流入右心室，經肺動脈入肺，在肺泡的毛細血管中進行氣體交換，排出二氧化碳，接受氧變成了動脈血，經肺靜脈返回左心房。如此週而復始，環流不息。

(2)淋巴系：由淋巴管淋巴結（圖 3）和淋巴組織構成。組織液和細胞交換代謝物質後，一部分被毛細血管的靜脈端吸收入血液，一部分滲入到毛細淋巴管內，叫淋巴液，經淋巴管最後輸入靜脈。

4.神經系統。包括中樞神經，由腦髓和脊髓組成。周圍神經由從腦髓發出的 12 對腦神經：和由脊髓發出的 3l 對脊神經組成。按功能和支配區域，又分支配骨骼肌，皮膚和感覺器官的體軀神經、和支配內臟及血管壁的平滑肌、心肌和腺體的植物性神經。

中樞神經，特別是大腦皮質，管理身體各系統、器官、組織的機能活動以及保持機體與外界環境的平衡，平衡一旦發生變化，就會影響器官的機能，按摩是調整器官機能平衡的一種方法。人的腦髓在勞動和社會生活的因素影響下，逐漸發展並獲得了分析和綜合的能力，是思維活動的物質基礎，透過實踐對客觀世界才有了正確的認識。

周圍神經能把感受到的東西傳到中樞，由分析綜合後，確定機體的動作和行動。身體各組織器官透過周圍神經，才能很好地完成它的機能。

5.感覺器官：是接受內外界各種刺激，透過周圍神經，傳至神經中樞。包括視器、位聽器和皮膚等。

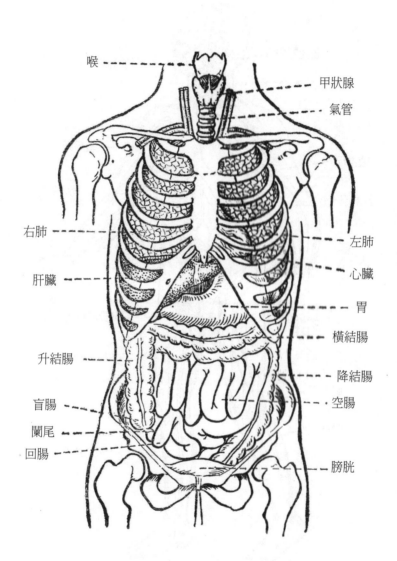

喉

甲狀腺

氣管

右肺

左肺

心臟

肝臟

胃

橫結腸

升結腸

降結腸

盲腸

空腸

闌尾

回腸

膀胱

圖 1-2　體腔臟器的位置前面觀

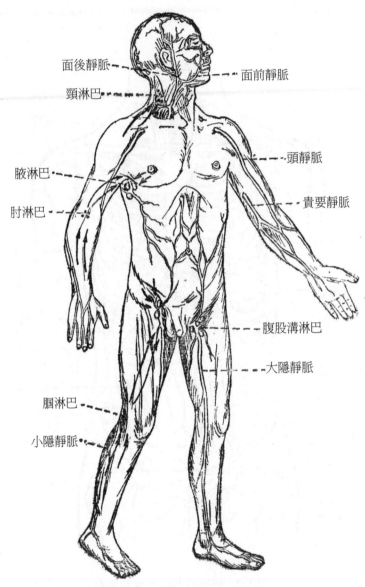

面後靜脈 — 　　　— 面前靜脈

頸淋巴 — 　　　— 頭靜脈

腋淋巴 — 　　　— 貴要靜脈

肘淋巴 —

　　　— 腹股溝淋巴

　　　— 大隱靜脈

膕淋巴 —

小隱靜脈 —

圖 1-3　淺靜脈和淺淋疤的流向

二、人體的按摩部位和標誌

1. **人體的姿勢和方位**：為了更好地進行按摩治療，確定人體各部結構的位置關係是很必要的，茲將人體的解剖姿勢和方位分述如下：

(1)解剖姿勢：以人體直立，兩眼向正前方平視，足尖向前，上肢下垂，手掌向前的姿勢為標準。

(2)人體方位

上、下：接近頭部為上，接近足部的為下。

前、後：凡距身體腹側面近的，叫前或腹側，距身體背側面近的，叫後或背側。

內、外：凡中空器官，接近內腔的叫內，遠離內腔的叫外。

深、淺：以身體表面為標準，接近表面的為淺，離表面遠的為深。

內側、外側：由頭頂正中至兩足尖之間引一正中線，靠近正中線的叫內側，遠離正中線的叫外側。

左側、右側：距左手近的為左側（左），距右手近的為右側（右）。

近端、遠程：距軀幹近的為近端、距軀幹遠的為遠程。

尺側、橈側：敘述前臂時、距尺骨近的為尺側（內側）、距橈骨近的為橈側（外側）。

脛側、腓側：敘述小腿時，距脛骨近的為脛側（內側）、距腓骨近的為腓側（外側）。

2. **按摩部位和體表標誌**（圖4、5、6）

(1)上肢部

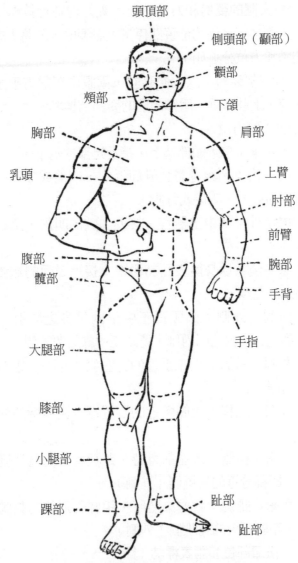

圖 1-4　按摩分部和體表標誌—前面觀

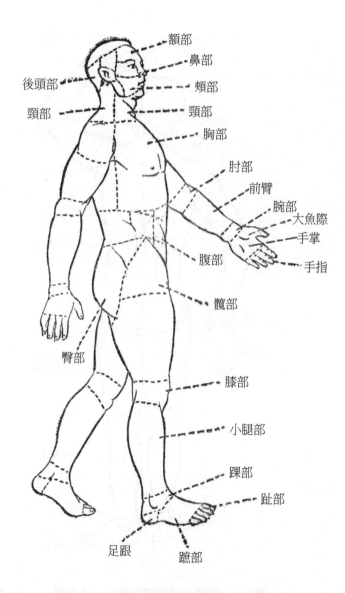

額部
鼻部
後頭部
頰部
頸部
頸部
胸部
肘部
前臂
腕部
大魚際
手掌
腹部
手指
髖部
臀部
膝部
小腿部
踝部
趾部
足跟
蹠部

圖 1-5　按摩分部和體表標誌——側面觀

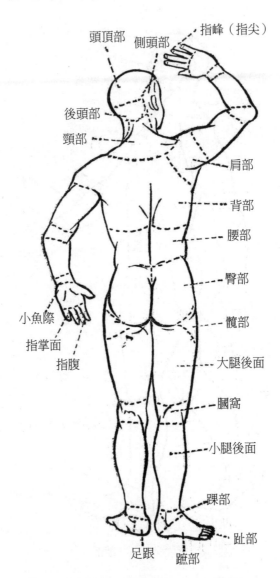

圖 1-6　按摩分部和體表標誌—後面觀

肩　部：肩關節周圍的部分。

肩背部：肩關節後面，肩胛骨周圍和上背部。

上　臂：肩關節和肘關節之間的部分。

肘　部：肘關節周圍。

前　臂：肘關節和腕關節之間的部分。

腕　部：腕關節周圍。

掌　部：腕關節和掌指關節之間的部分。

掌　心：掌側面的中心。

手　背：手的背側面。

大魚際：手掌的拇指側（拇指球肌部）。

小魚際：手掌的小指側（小指球肌部）。

指　部：掌指關節和指端之間的部分。

指掌面：手指的掌面。

指　峰：指尖。

指　腹：指肚：

(2)下肢部

臀　部：骶髂關節周圍的部分。

髖　部：髖關節周圍的部分。

大腿部：髖關節和膝關節之間的部分。

膝　部、髕骨和膝關節周圍。

膕　窩：膝關節後方的凹陷部。

小腿部；膝關節和踝關節之間的部分。

踝　部：踝關節周圍。

蹠　部：踝關節和蹠趾關節之間的部分。

趾　部：蹠趾關節和趾端的部分。

(3)腰背部

腰　部：第一腰椎與第五腰椎之間的背側部，上外側是胸廓下緣的後部，下外側是髂嵴，外側是腋中線的連線。

背　部：即第一胸椎和第十二胸椎之間的背側部，外側至腋中線。

上背部：即第一胸椎和第六胸椎之間的背側部。

(4)胸腹部

胸　部：上至鎖骨的平面、下至胸廓前壁的下緣、外側大約至腋中線周圍。

胸　廓：由十二個胸椎，十二對肋和肋軟骨及胸骨等組成。

胸前壁：胸骨和肋軟骨及其稍外的部分。

胸側壁：腋中線及其前後的部分。

劍　突：在胸骨體下端，參與胸廓下緣的組成。

腹　部：上至胸廓的前下緣，外側約與腋中線一致，下方至恥骨聯合、腹股溝、髂嵴前分等部。

臍　部：即肚臍周圍的部分。臍部以上為上腹部，臍部以下為下腹部。

(5)頭頸部

頭頂部：頭頂正中及其周圍。

額　部：髮際和眼眶之間的部分。

眉　弓：眼眉裏的骨隆起處。

眶　部：眼裂周圍。

鼻　部：鼻骨周圍部。

顴　部：顴骨周圍。

口　部：口裂周圍。

頰　部：口裂和顴部間的外側。

下頜部：口裂以下的部分。

後頭部（枕部）：頭頂部和後髮際之間的部分。

顳　部（側頭部）：頭顱的兩側。

頸　部：下頜骨和鎖骨之間的部分。

頸　部：後髮際與第七頸椎平齊之間的部分。

三、正確的診斷

醫生對病人，必須熱情負責，嚴肅謹慎，詳細診察病情，切忌馬虎草率。正確的診斷，必須從四診八綱和各種化驗等方面進行。最後加以分析綜合，才能得出比較正確的診斷。

1. **望診**：

觀察病人的面色、表情、動作、營養狀況、舌苔，眼瞼，精神狀態、患病部位以及活動情況等。

2. **聞診**：

是聽取病人的疾呼聲、語言，呼吸、咳嗽、心音、關節磨擦音等。

3. **問診**：

是問病人或家屬，詳細瞭解病因、病史、家族史、健康史以及周圍環境和生活起居等情況。

4. **切診**：

用手摸病人的脈搏，瞭解其跳動情況，判斷臟腑和心臟的疾病。

5. 觸診：

醫生甩手摸患處，以判斷病情的輕重；如患病的範圍、深淺、疼痛的反應，關節的活動情況，熱，冷，軟、硬、喜按、拒按，疤痕的軟硬、黏連面的大小等。

6. 化驗：

根據病情可進行各種化驗，如；血、痰、尿、大便、X光、肌電圖，心電圖、腦電圖等。總之只有把病診斷清楚，才能進行治療。

四、適應證與禁忌證

按摩治病的範圍很廣，對有些病可作為主要的治療方法，對有些病可作為輔助治療，有些病在發病初不宜按摩，但在恢復期也可進行按摩。

1. 適應證

(1)外科疾病：急性腰扭傷、四肢關節軟組織損傷，急性扭、挫傷、椎間盤突出、落枕、肩關節周圍炎、肌肉攣縮、慢性腰肌勞損、疤痕、腹部術後黏連、骨折後功能障礙等；

(2)神經系統疾病：神經衰弱、頭痛、偏頭痛、眩暈、失眠、過渡性疲勞、面神經麻痹、坐骨神經痛、周圍神經炎，植物性神經功能紊亂、膈肌痙攣等。

(3)內科疾病：感冒、慢性胃腸炎、便秘、高血壓、風濕病、肥胖病、心血管系統疾病（輔助治療）等；

(4)兒、婦科疾病：痛經、更年期徵候群，小兒消化不良，小兒麻痹、小兒營養不良等。

2. 禁忌證：

惡性腫瘤、皮膚病、急性傳染病、脊椎結核，結核發展期、膿腫和膿毒血症等。

五、按摩時的注意

每個醫務工作者，都要毫不利己，專門利人，對工作極端的負責任，對人民極端的熱忱，對技術精益求精，只要有這種全心全意為人民服務的精神，才能為廣大患者服務。

醫生要經常修剪指甲，治療前要準備滑利劑，如液狀石蠟或滑石粉等。

熱情接待病人，解除顧慮，互相配合，詳細診察病情。

按摩前把病人安置在合適的體位上。醫生隨時注意自己的體位。

按摩時醫生的手和患部先塗滑利劑，以防擦傷皮膚，其次注意操作順序，由遠端到近端，按部位次序進行操作，根據病情和病人的體質定手法和級量。

按摩後的病情反應，要有詳細記錄，隨時注意治療手法。

六、按摩的練習

按摩醫生除有全心全意為人民服務的思想和精益求精的技術外，還須有強壯的身體。不但要有很強的體力，而且還須有很強的耐久力和靈活自如的肢體，這樣醫生自身鍛鍊是非常必要的。

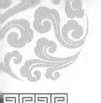
1. 全身鍛鍊

按摩操作時醫生要保持一定的體位和姿勢，有時採取弓箭步，有時採取騎馬式，這樣要球醫生平時就要進行很好的練習。

(1)弓箭步：左腿或右腿向前跨半步，膝關節呈弓形，腳尖向前，另一腿向後伸直，兩腳站穩，脊柱正直，身體的重心落在骶尾部，兩上肢進行各種姿勢的練習。

(2)騎馬式：兩腿分開，足尖向前如肩寬站穩，兩腿下蹲呈騎馬式，膝關節約曲呈 90 度，胸部保持正直，兩眼向前平視，重心落在骶尾部，兩上肢進行各種姿勢的練習。

以上是常用的兩種姿勢，還有其他不同類型的姿勢，因此，醫生就需要經常鍛鍊身體，鍛鍊最好在早晨，除必要的姿勢練習外，還可用太極拳、廣播操等作為練習的方法。

2. 手法鍛鍊

按摩醫生的手是治病的主要工具，手法的熟練與否直接影響療效，要想提高療效，只有運用適宜的手法，因此配合手法練習動作，使全身關節活動自如，是個重要環節。

手法要均勻有力、持久柔和、靈活協調、從而達到深透的目的。練習手法、最好在枕頭或砂袋上先練習一段時間，再在人體上操作。手法概括起來有按、摩、揉、壓、轉、拉、振、顫和一般手法等，其中以深部揉壓法為主，而揉法又以掌揉法最常用，故下面僅舉掌揉法的練習，其餘手法練習可參考基本手法章。

掌揉法練習。肩部放鬆，肘關節屈曲，掌面先平放在枕頭上，然後以腕關節的力量作靈活的迴旋活動。先以拇指的掌面和大魚際向小指側揉動，揉力達小指側時，小指的掌面和小魚際接受揉力後，暫按定不動，而拇指又返回原位，然後稍向前移，再以同樣的方法向小指側揉動。如此反覆練習。

七、按摩的常規

1. 按摩體位

操作時病人和醫生的體位非常重要。根據病情和患病部位，病人有坐位、仰臥位、伏臥位、側臥位等。醫生有坐位和站在病人身旁操作等。總之，根據具體情況，靈活變換病人和醫生的體位，以適合治療為原則。

2. 操作順序

根據經驗，一般先用摩法，待病人適應後，再進行揉法，揉是重點手法，操作時間長，揉後再進行按、壓、轉、拉、振、顫、等，最後以摩法結束。

3. 輔助活動

在按摩治療的同時，調動病人的一切積極因素和戰勝疾病的決心，首先要有革命的樂觀主義思想，發揮病人的主觀能動性，讓病人堅持功能鍛鍊，這樣按摩治療和病人的鍛鍊結合起來，對早日恢復健康參加生產勞動，能起到積極的作用。

第二章　按摩手法概述

　　我們的手法是在繼承前人按摩手法的基礎上，按照發病區域的需要和人體的解剖生理結構，由肢體遠端，沿著向心臟方向進行操作。

　　根據病人的年齡、性別、體質和患病情況，以用力大小分輕、中、重三種方法為定量，深部揉壓手法為主，具體分基本手法和全身手法兩大類。

第一節　基本手法

　　基本手法是按摩操作的主要方法，根據病情不同，辨證地應用，以達到疏經活絡、活血化瘀、調整機體機能的平衡。分按、摩、揉、壓、轉，拉、振、顫、等手法。

一、按　法

　　按法是用手和前臂，放在患區或患區周圍，進行下按的一種方法。

　　1. 操作要點：

　　按時由輕而重，使病人有一種壓迫感，但不致過於疼痛為度。一般和摩，揉、推、壓等操作配合進行，按時淺可至皮膚，深可至肌肉、骨骼和內臟。按法分為指按法、掌按法和前臂按法三種。

　　(1)指按法(圖1)：是用指腹進行按壓的一種方法、按時必須用力均勻，不能偏重於一方，使病人有不快的感覺。指按時常在組織較薄弱的地方。如：頭面部和關節周圍。

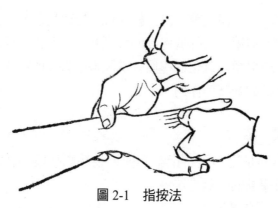

圖 2-1　指按法

(2)掌按法（圖 2），是用手掌進行按壓的一種方法，根據病區範圍的大小，掌的著力部位也不相同。如：手掌平均用力或掌後緣重點用力，或大小魚際處重點用力。掌按時常在面積較大和肌肉較厚的部位。如：肩背部和胸腹部等。

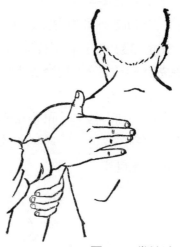

圖 2-2　掌按法

(3)前臂按法：是用前臂肌肉隆起部進行按壓的一種方法，按時先由輕而重、逐漸按至深部，然後和揉推動作配合操作。按肘常在大面積和肌肉肥厚的部位。如：腰背部，臀部和大腿周圍。

2. 原理探討：

根據中醫學的理論按法有通經活絡、開通閉塞、袪

寒止痛和幫助消化等作用。根據現代醫學的研究，按法和摩法綜合運用，有降低過高的神經興奮，改善組織的血液供應，使機體內氧化過程增強消除淋巴管內的瘀滯狀態，增強組織的營養等作用。

二、摩　法

摩法是用指腹、指掌面或手掌接觸病區，在皮膚表面進行摩動的一種方法。

1. 操作要點：

摩動時不可用力太大，以輕軟柔和、有節奏的精巧自如地摩動，使病人有輕快舒適的感覺，摩動的快慢依病情決定。摩法分：指摩法和掌摩法等。

(1)指摩法（圖3）：是用指腹或指掌面，在病區進行摩動的一種方法。分單手和雙手操作，指摩時用力不要過重、要輕巧靈活。一般多在頭面部，手指，足趾和面積較小的部位應用。

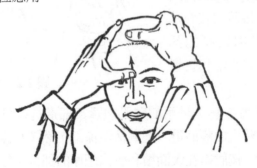

圖 2-3　指摩法

(2)掌摩法（圖4）：是用手的掌面接觸皮膚，進行摩動的一種方法，摩動時用力要均勻，開始操作時稍慢，待

遇病人緊張度消除後，可逐漸加快。掌摩法適用於大面積部位。在按摩開始和結束都用掌摩法。

2. 原理探討：

根據中醫學的理論，摩法有理氣和中、舒氣和血。消炎退熱、祛寒加熱、消積散瘀等作用。「急摩為瀉、緩摩為補」。根據現代醫學的研究，直接摩動皮膚，使表層的衰老細胞脫落，改善汗腺與皮脂腺的功能，提高皮膚的溫度，加速淋巴和血液的流動，影響末梢神經，進而對中樞神經發生作用。如果持續摩動數 10 分鐘，使局部和全身興奮性降低，有針靜，止痛麻醉等作用。

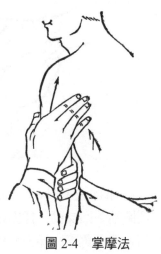

圖 2-4 掌摩法

三、揉 法

揉法是以指腹、指的掌面，手掌或前臂沿著病區或病區周圍，從淺到深進行反覆抒動的一種方法，是手法中最重要的一種手法。

1. 操作要點：

揉動時操作部位緊貼病區，作弧形不間斷的往返移動，幅度大小要根據病區範圍決定，揉動時用力要達到深部，要有節奏的進行，不能突然過猛過快擠壓病區。揉法分：指揉法、掌揉法、前臂揉法 3 種。

(1)指揉法（圖5）：是以指腹、側腹或指腹後 1/3 或指掌面貼皮膚，作不間斷的反覆揉動，揉時以指關節和掌指關節為主，揉力由輕逐漸加重，揉動的快慢由病情而決定。指揉法適用於小面積部位。

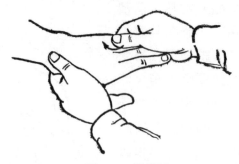

圖 2-5　指揉法

(2)掌揉法（圖6）：是以手掌肌肉隆起處接觸病區作不間斷地來回揉動，揉力是由大魚際衍化至小魚際，或小魚衍化至大魚際。揉力的輕重，依病情而決定。掌揉法適用於較大面積的部位。

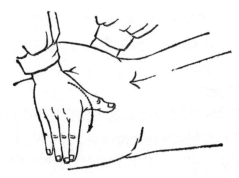

圖 2-6　掌揉法

(3)前臂揉法（圖7）；是用前臂內側肌腹隆起部緊貼病區向前揉動，揉時要靈活有力，使深部組織起到調整作用。前臂揉法適用於肌肉肥厚的部位。

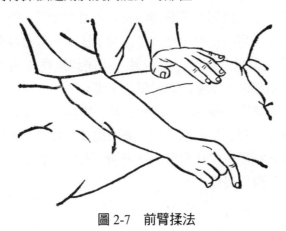

圖 2-7　前臂揉法

2.原理探討：

根據中醫學的理論，揉法有消腫止痛，祛風散熱幫助消化等作用。根據現代醫學的研究，揉法有剝離黏連、減輕疼痛、消除腫脹，增加肌肉的彈性和伸展性，調整代謝和麻醉等作用。如用力反覆揉動時，組織中產生組織胺和乙醯膽鹼，二者之一進入血液後，能使血管擴張，增強體液循環和組織的營養，促進組織再生。內在環境改變後，抵抗力增強，病變就向修復的方向發展，從而達到治病的目的。

四、壓　法

壓法是用指峰、掌後緣和肘關節後面的突起處，接觸病區，用力向下深壓的一種方法。

1. 操作要點：

壓法是接觸面積小，用力大，準確的尋找痛點。操作時根據病情和病人的體質、年齡、性別的不同，用力也不相同，如小孩和體質虛弱的病人，用力要輕，成人和體胖的病人，用力要重。壓法是按摩手法中，用力最重的一種手法，力量要壓至深部組織，以達到診察和治療的目的。分指壓法，掌壓法和肘壓法3種。

(1)指壓法（圖8）：是用指峰（指尖）或側峰在病區進行深壓、尋找壓痛點，如：關節周圍、骨縫、肌縫、棘突間等。指壓時由輕而重，逐漸加大力量。切忌用力過猛以免發生暈按現象。

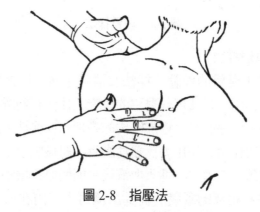

圖 2-8　指壓法

(2)掌壓法（圖9）；是用手掌或掌後緣，在病區進行深壓的一種方法，常應用在面積較大的部位，如臀部、腰部（兩椎骨間）等。

(3)肘壓法（圖10）。用肘關節後面的突起處接觸病區，進行深壓的一種方法，常用在大面積和肌肉較厚處，如：臀部、脊柱兩側和肩背部。

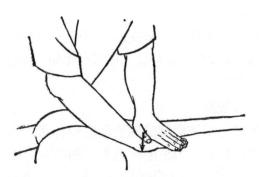

圖 2-9　掌壓法

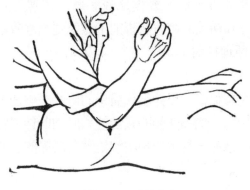

圖 2-10　肘壓法

　　壓法是按摩手法中最強的一種攻瀉手法，操作時要特別謹慎、以免發生意外。

　2.原理探討：

　　壓法有鎮靜止痛，舒筋和判斷深部組織的病變所在處，增強肌肉的收縮力，抑制神經興奮（麻醉）等作用。用力深壓可促進淋巴管和血管的排空，使陰壓升高，從而消除體液的瘀滯現象，並能幫助代謝物很快的排出。

五、轉　法

　　轉法是一手扶托被轉關節的近端，一手握住被轉關節的遠端，或雙手對稱扶握，作環形轉動，從而達到活動關節的一種方法。

1.操作要點：

　　轉動時必須按照關節的生理活動範圍進行，轉動的範圍，由小到大，力量由輕到重，轉動時的速度自慢至快，但不宜過速。轉動時的手法，要平穩，緩慢，姿勢正確。

　　轉動小關節時，操作比較簡單，在轉動大關節時，必須安置好病人的體位，否則不能達到治療效果。

2.原理探討：

　　轉法根據中醫學的理論，能通腠理，開關節，產生熱氣，上薰脈絡。根據現代醫學的研究，轉法能增強病人肢體的活動，加強關節的靈活性和肌肉的伸展性，並可促進體液的環流。常用作預防和治療各關節的功能障礙。

六、拉　法

　　拉法是對有功能障礙的關節幫助其伸展的一種方法，在轉動後緊接著就是拉，拉時必須仔細瞭解關節的活動幅度，根據關節的運動範圍進行。拉時用力要均衡、迅速、靈活、準確，不宜過猛、如果是關節變形或強直，拉時用力要緩慢，均衡，逐漸增加拉力使之恢復原位。拉法可增加關節的活動性，延伸攣縮的肌肉，改善體液循環，增強肌肉的營養，使錯位的軟組織復定，從而達到治療的目的。有些關節活動範圍小，不能做旋轉運動，可先進行屈

曲，然後再進行伸拉。

七、振動法

振動法是用雙手掌的尺側緣，指端掌後緣或半握拳等姿勢，在病區進行有節奏的振動。

1. 操作要點：

操作時醫生首先上肢肌肉放鬆，運用腕力，作靈活迅速、有節奏、有彈性的交替振動，開始操作時，動作要軟而柔和，以後逐漸增加振動力，使病人有一種輕快舒適的感覺。

振動法分：掌振動法，拳振動法和扣振動法3種。

(1)掌振動法（圖11）：各手指成自然姿勢伸開，指間留有適當的距離，然後以手的尺側緣，在病區進行有節奏的上下彈動。

(2)拳振動法（圖12）：雙手成半握拳姿勢，拇指被握於2～5指的掌側，指間留有空隙，然後以腕

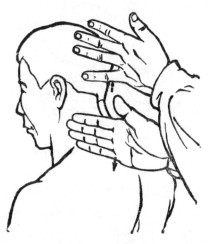

圖 2-11　掌振動法

力作上、下彈動，彈動時兩拳間稍留距離，動作要協調，用力柔而靈巧，由輕而重，頻率由慢而快，要有節奏地進行。

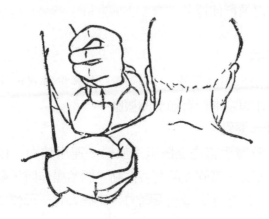

圖 2-12　掌振動法

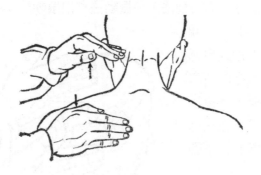

圖 2-13　扣振動法

(3)扣振法（圖 13）：各指併攏，呈自然姿勢彎曲，掌心向下，以指端、大小魚際和掌後緣接觸病區，操作時腕部用力，動作要輕巧有力，有彈性又有節律、使病人有舒適的感覺。

2.原理探討：

振動法，根據中醫學的理論，有行氣通絡，祛風散寒，宣通周身之氣血，疏鬆肌肉，消除酸脹等作用。根據

現代醫學的研究，振動法有解除緊張恢復肌力、緩解疼痛、增加分泌，改善體液循環，增強被按摩部位營養等作用。

有些研究認為快頻率的動振，有近似短頻率電流的作用，如在肌肉較厚處扣振，相當於肌肉受感應電流的作用。

(1)弱的振動：有使神經興奮的作用，並可達血管運動神經，使血管收縮，血壓變低，脈搏變慢，肌肉舒張。

中等振動：可增加感覺和運動神經的興奮性。

(2)強的振動：可降低神經的活動，減輕甚至消除疼痛感，它的作用可能是興奮的，也可能是鎮靜的。並可使血管擴張、局部充血，溫度升高，脈搏加快，血壓升高。

(3)有些研究認為：用中等手法振動上背部，使脈搏變慢，並可調整心律不整現象。總之，振法對機體的作用，是取決於手法的強弱，因此手法操作是按摩治病的關鍵問題。

八、顫動法

顫動法是用手指或手掌接觸病區，以腕的擺動力或彈動力，作有節律的和不間斷的顫動。

1. 操作要點：

操作時以腕的左右擺動力、或上下彈動力，作靈活而有力的顫動，開始顫動時稍慢，以後逐漸加快。分：指顫動法、指提顫動法、掌顫動法和顫抖法4種。

(1)指顫動法，是以 2～5 指的指腹和指掌面接觸病區，再以手腕的左右擺動，作移動性的顫動，雙手交替進

行，多用在頭部。一種是單手操作，即一手扶托、另一手2～5指的指腹接觸病區，開始時先徐徐向前推顫，顫力逐漸加大，達到深部組織時，再適當向回拉顫，使黏連能起到剝離作用為宜，此法多用在腹部。

(2)指提顫動法（圖14）：各指分開略呈半屈姿勢，以指腹接觸病區，作上下交替的提顫。操作時先將雙手提起，然後迅速向下至病區，當各指腹達病區時要輕而柔和，以拇指對其他各指，作抓捏式動作，並迅速提起，下虛上實，雙手有節奏的交替進行。此法適用於頭、腹部，動作越快越好。

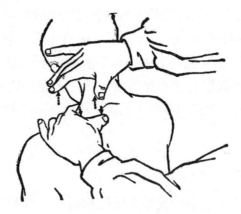

圖 2-14　指提顫動法

(3)掌顫動法（圖15）：一手扶托，另一手的尺側緣接觸病區，作左右顫動。

(4)顫抖法（圖16）；操作時病人採取坐位姿勢，上肢下垂，肌肉放鬆，醫生在病人側方，下蹲成騎馬式，一手握住病手，迅速將患肢作前後顫動，越快越好，使整個上肢都能受到顫動力為宜。

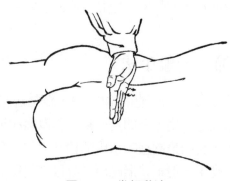

圖 2-15　掌顫動法

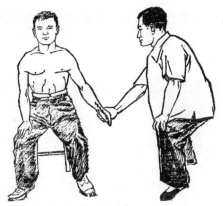

圖 2-36　顫抖法

2. 原理探討：

　　根據中醫學的理論、顫動法有行氣通竅、舒筋活絡，疏通關節，使氣血暢行的作用。根據現代醫學的研究，顫動法能緩解刺激、解除肌群的勞損和關節的酸痛。對周圍神經也起一定的作用。持續顫動 10 分鐘以上，可緩解攣縮的肌肉、減輕疼痛，加強胃腸的蠕動、增加腺體

的分泌、降低脈搏的頻率，增強心臟的收縮。

🏵 第二節　一般手法

基本手法以外的一些操作方法，概括起來叫一般手法，有的起固定作用，有的是一種動作改變成另一種動作的接替動作，有的是兩種手法中的仲介手法，有的對某些疾病治療時應用，但不普遍應用。分以下幾種：

一、扶托法：

是醫生用手扶託病人一定的部位，起固定作用。

二、接奏法：

是一個動作接續另一個動作的中繼手法。要點是動作靈活，接奏準確。

三、推　法：

是用手指、手掌或前臂，沿著病區做向心方向的推動，淺可至皮下，深可達肌肉、骨骼和內臟等。在我們的手法中不作單獨應用，往往在摩、揉手法中作向前移動時，即有推的作用，用力的輕重、根據摩揉力的大小決定。

四、捏　法：

是用手指擠捏肌肉、肌腱等軟組織的一種方法，常常隨著患區的外形輪廓進行摸捏，達到治療目的。有時診斷某部有無疾病用手捏捏摸摸、作為初步診察。

五、搓 法：

是用手掌接觸病區、作迅速地往返搓動、越快越好，有單手操作和雙手操作兩種。

1. 單手搓法：一手扶托、一手接觸病區、作迅速的搓動，至局部發熱為止，多用在腰背部。

2. 雙手搓法：多用在四肢、即雙手作對稱性的放在患肢兩側作往返搓動。

六、撥彈法：

是撥、彈兩種手法的總合運用，即一手在適當部位扶托、另一手的拇指對其餘各指，抓住肌緣，先適當用力將肌肉撥動、再將肌肉提起來迅速放鬆，使肌肉起到彈動的作用，撥彈至肌肉有酸麻脹感為宜，此法對過度疲勞、緩解肌肉的緊張度、剝離黏連、疏通脈管、調節神經等都有一定的作用。

七、撬 法：分指撬法和掌撬法兩種：

1. 指撬法：頸椎有前突病變時用指撬法。即：一手扶托、一手拇指的指腹在脊柱前突的側方，先以指腹前1/3 定位，再向前下深壓，壓後迅速向後撬起，是整復突起的主要手法。

2. 掌撬法：有椎間盤突出病變時用掌撬法。雙手或單手操作都可。即掌後緣對準椎骨間的痛點上，先向下徐徐深壓，壓後迅速撬起。但手掌不能離開病區，反覆掌撬3～5次後，掌揉1～3次結束。

第三章　上肢按摩手法

　　上肢按摩一般都採取坐位姿勢。操作部位從指端開始，向上至肩關節周圍，接頭頸和胸背部手法。上肢手法分手（包括指、掌、腕）、肘、肩等三部。分述如下：

第一節　手部按摩手法

一、按摩部位：

　　從各指的末端開始，向上至前臂中部。

二、按摩體位：

　　以左上肢為例，病人手掌向下，自然地放在桌子上，醫生左手扶托患手的拇指，右手進行操作（圖1）。

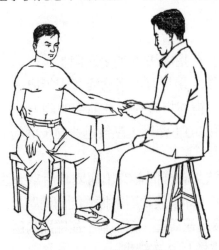

圖 3-1　手部按摩體位

三、按摩手法：

包括指、掌摩法，指、掌揉法，指壓法和轉拉法等。

（一）背側摩、揉法

1.指掌摩法：指部用指摩法，掌、腕、前臂用掌摩法。

(1)醫生的左手，從患手拇指側扶托，右手拇指的掌面和大魚際，從患手小指側的背面開始（圖2），向上摩動，經掌、腕最後將摩力放鬆於前臂的中部。

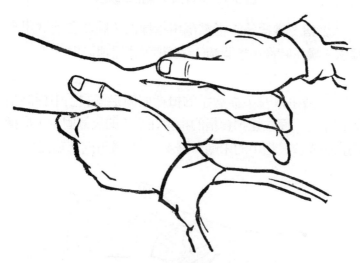

圖 3-2　手指小指側指掌摩法

(2)醫生的右手，從患手小指側的掌面扶托，左手拇指的掌面和大魚際，從患手拇指側開始（圖3）向上摩動，經掌、腕最後將摩力放鬆於前臂中部。左右手交替指掌摩動1～3次。

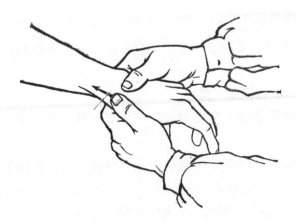

圖 3-3 手背拇指側指掌摩法

2. **指、掌揉法**：指掌部用指揉法，腕背和前臂用掌揉法。操作時從小指開始，按順序向拇指側指揉。

(1)小指的揉法

①醫生以左手從病手的拇指側固定，右手中指的指腹在小指下面扶托，食指的指腹在小指的尺側固定，拇指的指腹先放於指甲的末端（圖4），然後再向末端拉動。

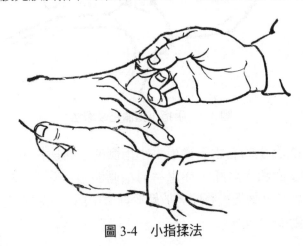

圖 3-4 小指揉法

②繼上操作，拇指指腹的前部，從小指的橈側開始，繞過甲皺斜向尺側揉動，食指、中指配合向前移動，揉至尺側時，將揉力衍化給食指，食指接受揉力後用力向下按壓，以防體液向指端回流，而拇指迅速返回橈側，以同樣的方法向尺側揉動，如此反覆向上指揉。

③揉至掌指關節時，醫生的食、中指逐漸移至掌側扶托，拇指指腹仍從橈側向尺側揉動，其餘各指配合向前移動，如此往返向上揉動，經腕關節背面，至前臂時以大魚際從橈側向尺側掌揉，最後將揉力放鬆於前臂的中部。以同樣的方法，指、掌揉1～3次結束。

(2)第四指的揉法：操作手法同小指（圖5）。

(3)中指的揉法：操作手法同四指（圖6）。

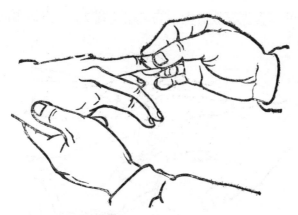

圖 3-5　四指揉法

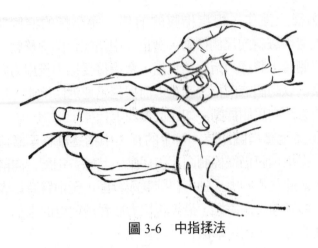

圖 3-6　中指揉法

(4)食指的揉法

①醫生的右手從病手的小指側固定，左手中指的指腹在食指下面扶托，食指的指腹在病手食指的橈側固定，拇指的指腹先輕放於指甲的末端（圖7）。然後再向末端拉動。

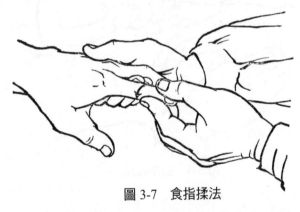

圖 3-7　食指揉法

②繼上操作，拇指的指腹從尺側開始，繞過甲皺向橈側揉動，其餘各指配合向前移動。如此往返向上揉至掌

指關節背面時，食、中指繞過拇指至掌側扶托，拇指的掌面和大魚際，從掌指關節的尺側開始，再斜向橈側揉動（圖8），其餘各指配合向前移動，如此往返數次，向上經腕關節背面，前臂下端，最後將揉力放鬆於前臂中部。指、掌揉1～3次後結束。

(5)拇指的揉法：操作手法同食指（圖9）

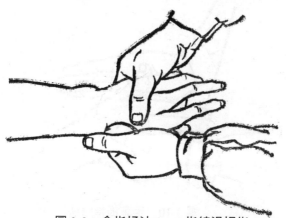

圖 3-8　食指揉法 2～5 指繞過拇指

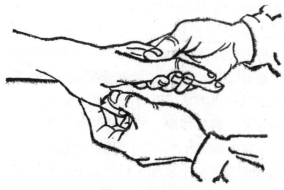

圖 3-9　拇指揉法

（二）掌側摩、揉法

1. 指掌摩法

(1)右手從病手的小指側固定，左手虎口前緣的中點，從病手拇指的指腹開始（圖10），沿拇指的掌面摩動3～5次。

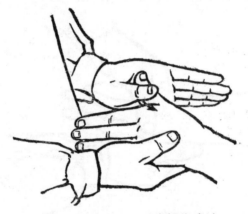

圖 3-10　手掌拇指摩法

(2)摩後拇指向下按在第一、二腕掌關節的下方（圖11）從此向病手虎口前緣再摩動3～5次。

(3)繼上操作，拇指從虎口前緣將摩力逐漸移至掌側，此時將患者的手掌翻向上方，其餘指至小指側扶托，而右手迅速至拇指側固定。左手拇指掌面和大魚際，從掌指關節處開始，沿手掌反覆向上摩動（圖12），經腕關節、前臂下部，最後將摩力放鬆於前臂中部。往返1～3次後，左手在小指側固定，右手拇指的掌面和大魚際，沿手掌的拇指側反覆向上掌摩，最後將摩力放鬆於前臂中部，往返1～3次後結束。

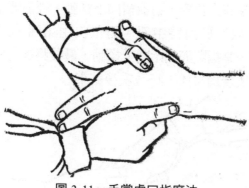

圖 3-11　手掌虎口指摩法

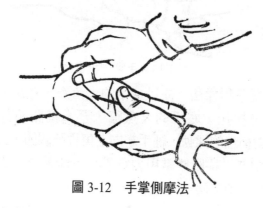

圖 3-12　手掌側摩法

2. 指掌揉法

(1)右手在病手拇指側固定，左手拇指的掌面和大魚際，從第二掌指關節開始，反覆向上揉動，經腕關節、前臂下端，最後將揉力放鬆於前臂中部。再依次從第三、四、五掌指關節向上移動，最後將揉力放鬆於前臂中部，反覆掌揉1～3次後結束。

(2)左手固定病手的2～5指，右手拇指的掌面，從第五掌指關節開始，向上揉動，揉至腕關節前面時，將揉力

衍化至掌面和大魚際，再繼續向上揉動，經前臂下端，最後將揉力放鬆於前臂中部，再依次由第四、三、（圖13）二、一掌指關節開始向上揉動，最後將揉力放鬆於前臂中部，反覆指掌揉，3～5次後結束。

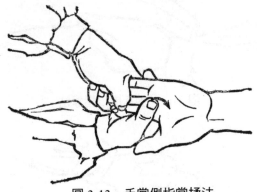

圖3-13　手掌側指掌揉法

(3)雙掌對揉法：先以左手的大魚際，在病手掌指關節的下方扶托，右手的大魚際，至掌指關節背側（圖14）作對稱性的揉動，經手掌向上再經腕關節，最後放鬆於前臂中部。揉時雙掌用力均衡，不能偏重一方，對揉1～3次後，指掌揉一次結束。

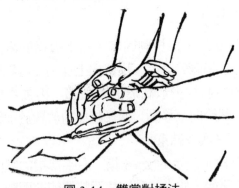

圖3-14　雙掌對揉法

（三）指壓法

左手固定病手的 2～4 指，右手拇指的指蜂，在小指的指關節（圖 15）、掌指關節等處的背面尋找壓痛點。找後再在其他指關節，掌指關節、腕關節背面（圖 16）等處找壓痛點，找到痛點後，壓力不能放鬆，用指腹將壓力送到痛點周圍。背面尋找後，再在各關節的掌側尋找壓痛點。

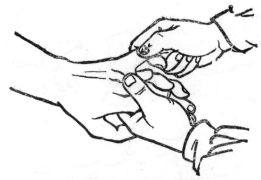

圖 3-15　小指指壓法

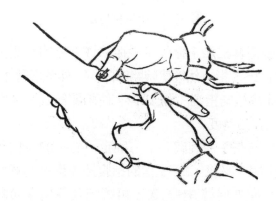

圖 3-16　腕背指壓法

（四）轉拉法

1. **指部轉拉法**：左手從患手的橈側固定，右手的 3、4、5 指握住小指的 2～3 節，食指於背側固定，然後使小指向拇指側環轉 3～5 次，再向小指側環轉 3～5 次後，迅速向指端拉動（圖 17）。依次將 4～2 指各拉 1～3 次後；換右手從病手小指側固定，左手的食、中指固定拇指 1～2 節，以同樣的方法進行轉位。

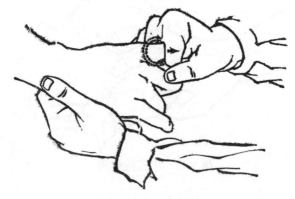

圖 3-17　小指轉拉法

2. **腕部轉拉法**：醫生左手從前臂下端的掌側固定，右手握住 2～5 指，然後使腕關節向內、外各環轉 3～5 次後，再徐徐拉向指端（圖 18），使腕關節及其周圍組織都能受到拉力為度。

醫生的左手從腕關節上方固定，右手的各指和患手的各指十字交叉後，2～5 指的指腹按在患手的背面，然後向內、向外旋轉 3～5 次，再將腕及各指關節向前拉動，使手的各關節能受到拉力為度。

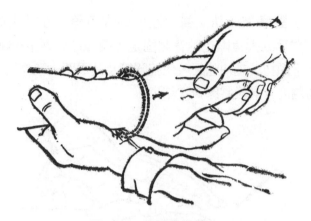

圖 3-18　腕關節轉拉法

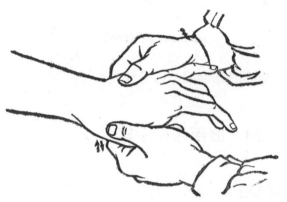

圖 3-19　握指抖腕法

（五）顫抖法

1. **握指抖腕法**：左手握住病手的拇指側，右手握住病手的小指側（圖 19），迅速使拇指向上，小指向下，再使拇指向下，小指向上，作幅度小頻率快的上下交替顫抖，顫抖 10 餘次後結束。

2. **對掌顫腕法**：醫生左手的大魚際，在掌後側扶托，右手的大魚際在腕背側固定（圖 20），然後迅速作上、下顫抖，越快越好，使腕關節及其周圍組織都能受到頗力為度。最後掌摩一次結束。

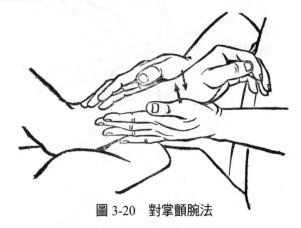

圖 3-20　對掌顫腕法

四、手部按摩時間：15 分鐘左右。

第二節　肘部按摩手法

一、按摩部位：

由前臂中部開始，向上至上臂的中部。

二、按摩體位：

病人仍採取坐位姿勢，患肘下面須墊以棉墊，醫生的坐位要稍高於病人，按需要醫生在作某個手法過程中，也可站起來操作。

三、按摩手法：

包括指掌摩法，指掌揉法，指壓法、轉拉法等。

1. 指掌摩法

(1)醫生的左手從患者腕關節內上方固定，右手從前臂中部背側開始（圖21），向上掌摩，最後將摩力放鬆於上臂中部的背側。

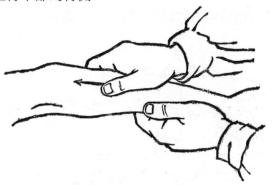

圖 3-21　肘部外側指掌摩法開始

(2)右手從患者腕關開的外上方固定，左手從前臂中部的內側開始（圖22）向上掌摩，最後將摩力放鬆於上臂中部的內側。

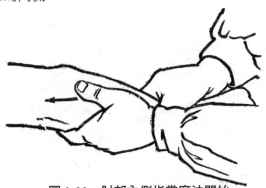

圖 3-22　肘部內側指掌摩法開始

2.掌揉法

【第一式】

左手從腕關節上方的掌側固定，右手拇指的掌面和大魚際，從前臂中部的背側開始，上前下向後上掌揉（圖23）揉至前臂後背側時逐漸將揉力衍化至小魚際，大魚際迅速返回前下，以同樣的操作法向後上掌揉。如此往返1～3次後，最後將揉力放鬆於上臂中部（圖24）。

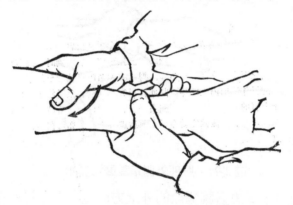

圖 3-23　肘部外側掌揉法開始

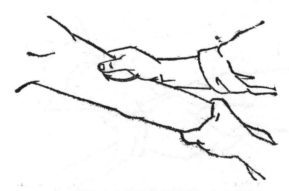

圖 3-24　肘部外側掌揉法結束

【第二式】

　　右手從腕關節上方的背側固定，左手從前臂中部的掌側開始，由外下向內上掌揉（圖 25）。揉至前臂後內側時，逐漸將揉力衍化至小指掌面和小魚際。拇指和大魚際迅速返至外下，以同樣的操作法向內上掌揉。如此往返3～5 次後，最後將揉力放鬆於上臂的中部（圖 26）。左右手交替掌揉1～3 遍後結束。按具體情況，內、外側揉完後亦可在前後進行掌揉。亦可在屈、伸肌緣進行彈剝。

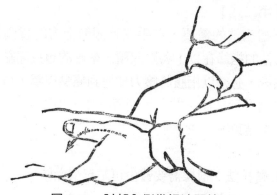

圖 3-25　肘部內側掌揉法開始

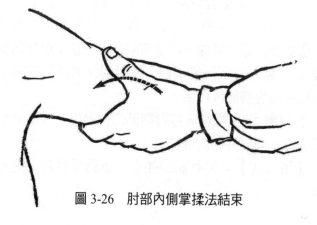

圖 3-26　肘部內側掌揉法結束

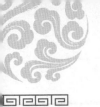

3. 指壓法（見圖 38）

【第一式】

(1)左手在腕關節上方的掌側固定，右手拇指的指峰，在前臂背側的上部（伸側）深壓，即第一點；在肱骨外上髁和鷹咀突之間的陷溝內深壓，即第二點；在肘窩的前外側深壓，即第三點。

(2)在肱骨內上髁的後上方（尺神經淺面）深壓，即第四點；在鷹咀突的後上方深壓，即第五點。

【第二式】

根據病情的需要，右手在腕關節上方的背側固定，左手拇指的指峰在以上各點深壓，準確的尋找痛點，找到壓痛點後，必須以指腹將壓力揉送到痛點周圍，再在各痛點處重點進行掌揉。左右手交替操作，指壓 1～3 次後，掌摩一次結束。

4. 轉拉法：根據需要醫生可站起來操作。

【第一式】

(1)左手先從患者肘關節的內上方扶托，右手從小指側捏住患者的 2～5 指，先使患者的前臂向內上，根據病情，儘量使肘關節彎曲，然後再向外下，作半環形的旋轉（圖 27）動作必須緩慢平穩，使肘關節周圍的組織都能受到屈伸和旋前旋後作用。

(2)旋轉 3～5 次後，按肘關節的伸展度，以旋前的半環形姿勢，向前外將前臂拉直。

【第二式】：如肘關節強直，運動受限時，則用下法：

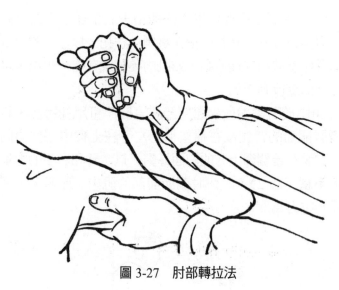

圖 3-27　肘部轉拉法

(1)左手在肘關節的內上固定，右手握住患肢的 2～5 指前以右手的力量，用力使前臂作旋前（圖 28）、旋後活動，使旋，肌和旋後肌都能受到拉力為度。

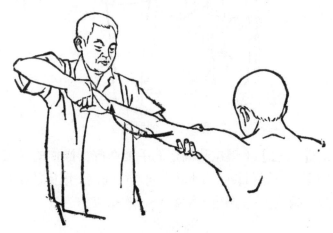

圖 3-28　肘關節旋前

　(2)左手從掌側握住患手的拇指，右手從患手的尺側緣（拇指在背側，其餘四指在掌側）扶托，以左手的力量使前臂作旋前和旋後運動，如肌肉萎縮或有痙攣現象，可加大旋前旋後動作。

　(3)由於肌萎縮所引起關節強直時，可用伸肘法，將患者肘關節的背側放在棉墊上，左手在上臂中部用力固定，右手在腕關節上方的前面握緊，以右臂和右手的力量逐漸下壓（圖29），使肘關節前部的肌肉（屈肌），都能受到拉力為度。

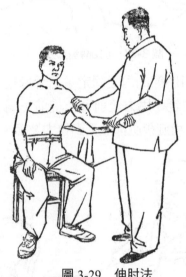

圖 3-29　伸肘法

　【注意】：轉拉時固定的手要準確，操作的手用力要均衡，不能和關節的運動方向逆行強拉，以免造成撕裂事故。轉拉 3～5 遍後，掌摩 1～3 次結束。

　四、肘部按摩時間：10～15 分鐘左右。

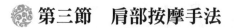

第三節　肩部按摩手法

肩部按摩以肩關節為基礎，肩關節的運動範圍很大，對製造工具和勞動起很重要的作用。由於人類製造工具和長期的勞動，需要有精巧靈活的上肢，隨著上肢不斷的進化，而肩關節也形成它固有的一些特點，如關節囊鬆弛，周圍韌帶較少，僅籍肌肉增強其鞏固性，因而容易發生損傷，按摩對肩部疾病有較好的療效。

一、按摩部位：

從上臂中部開始，上至頸項部，前後至胸壁的前後正中線，下方至腋窩。

二、按摩體位：

病人採取坐位姿勢，醫生坐在病人左前方進行操作，隨著手法的變化，醫生隨時可轉變位置。

三、按摩手法：

包括指掌摩法，指掌揉法，指壓法，轉拉法，振動法和顫抖法等。

1. 指掌摩法

【第一式】

(1)左手從患者上臂中部的內側扶托，右手掌從上臂中部的背外側開始（圖30）向後上掌摩。摩至肩關節背面時，指端向後轉變方向，沿肩胛骨背面向後正中線掌摩。

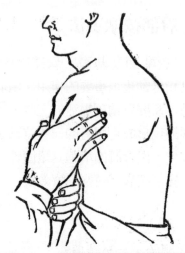

圖 3-30　肩關節背側指掌摩法開始

(2)掌摩至脊柱外側時，再轉變方向，沿脊柱向下掌摩，掌摩至與肩胛骨下角平齊處，又向外上轉變方向，最後將摩力放鬆子腋下（圖31）。

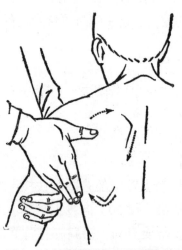

圖 3-31　肩關節背側指掌摩法結束

【第二式】

(1)右手從患者肘關節背側的上方扶托，左手掌從上臂中部的前下方開始（圖 32）向內上掌摩。掌摩至胸大肌上緣處，向前轉變方向，再沿胸大肌淺面向前正中線掌摩。

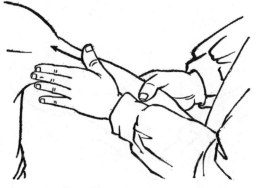

圖 3-32　肩關節前面指掌摩法開始

(2)掌摩至前正中線時，向外下轉變方向，沿胸大肌起始部向下掌摩，摩至胸前壁下緣時，向外上轉變方向，最後將摩力放鬆於腋下（圖 33）。

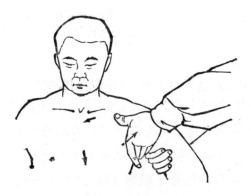

圖 3-33　肩關節前面指掌摩法結束

2.**指掌揉法**：根據操作的需要，醫生也可站起來按摩。

【第一式】

(1)左手從患者上臂的內側固定，右手拇指的掌側和在魚際，從上臂中部的背外側開始（圖34），向後上掌揉。

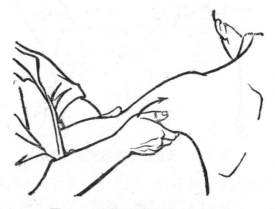

圖 3-34　肩關節背面掌揉法開始

(2)當揉至上臂的後內側時，將揉力衍化至小指的掌側和小魚際，而大魚際又返回外下，以現樣的操作方法向後內掌揉。

(3)繼上操作，揉至肩峰處，轉變方向，沿肩背部向後正中線掌揉。左手迅速至肩關節前方扶托，右手再沿肩背部向後內掌揉，揉至第七頸椎處再轉變方向，沿脊柱的外側向下反覆掌揉，揉至與肩胛骨下角平齊處，以掌後緣將揉力向外上放鬆子腋窩（圖35）。如此在肩背部返復掌揉3～5次。

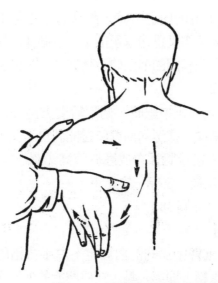

圖 3-35　肩關節背面掌揉法結束

【第二式】

(1)右手從患者肘關節背側的上方固定，左手拇指的
掌面和大魚際，從上臂中部的前外側開始（圖 36），向
內上掌揉。

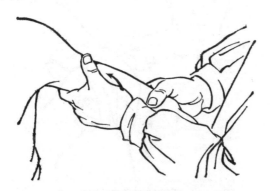

圖 3-36　肩關節前面掌揉法開始

(2)當揉至上臂的內上方時，將揉力衍化至小指掌面和小魚際，而大魚際又迅速返至前下，以同樣的操作方法向內上掌揉，揉至肩關節前面時，轉變方向，沿鎖骨下方向前正中線掌揉。

(3)反覆揉至前正中線時，向下轉變方向，沿胸大肌內緣向下返復掌揉，揉至胸前壁時避開乳房（女），又向外上轉變方向。最後將揉力放鬆於腋窩（圖37）。雙手交替掌揉5～7次後，掌摩一次結束。

3. 指壓法（見圖38）

【第一式】

(1)左手從上臂中部的前內固定，右手拇指的指峰在三角肌起點處深壓，即第一點，在肩關節的外後深壓，即第三點，在肩峰處深壓，即第二點，沿肩峰向上在項外側的正中間深壓，即第七點。

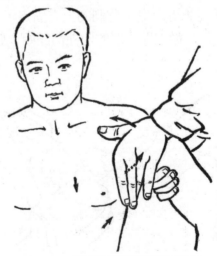

圖 3-37　肩關節前面掌揉法結束

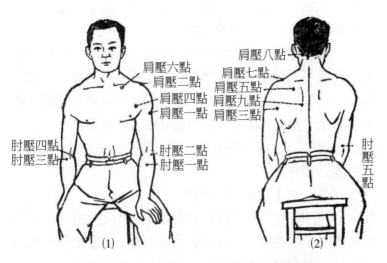

圖 3-38　肩、肘指壓法前面 (1) 和後面 (2)

(2)左手移至前頭部扶托，右手拇指的指峰在風池處深壓，即第八點。

(3)左手移至肩關節前方固定，右手拇指的指峰在第七頸椎稍外側深壓，即第五點，在肩胛骨後緣正中的下後深壓，即第九點。

(4)右手至肩關節背側固定，左手拇指的指峰，在腋窩前壁的中點深壓，即第四點，壓後再移至鎖骨中點的下方深壓，即第六點。

在以上各點返復指壓尋找壓痛點，找到壓痛點後，以指掌揉法將壓力送到痛點周圍，然後掌摩一次，再在前面尋找壓痛點。

【第二式】

(1)右手從上臂中部的背側或腋下固定，左手拇指的

指峰，在第一點處開始深壓，再至肩關節前方深壓，在鎖骨中點的下方深壓，即第九點。

(2)繼上操作，左手拇指的指蜂，在胸大肌前面、內緣、下緣等處指壓，尋找壓痛點。指壓後進行掌揉，如此壓揉交替進行 3～5 次，然後掌摩 1～3 次結束。指壓時隨病人吸氣下壓。呼氣放鬆，不要使病人前後搖動。

4.**轉拉法**：醫生站在病人的左前方，和病人呈 45°，雙手進行操作。

【第一式】：環轉拉肩法

(1)醫生以左手，從橈側握住病手的拇指側，右手從尺側握住病手的 2～5 指，雙手握好後，將患肢向外上扶舉呈水平位稍高（圖 39）。

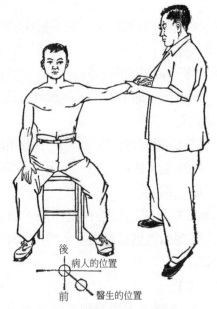

圖 3-39　環轉拉肩預備式

— 92 —

　　(2)繼上操作，左腳向前上半步，右膝稍屈，重心放在右腿，兩眼平視肩部，然後使患肢向後作順時針方向環轉三次，並迅速向上拉動（圖 40）使肩關節前突和前部肌肉，都能受到拉力為度。

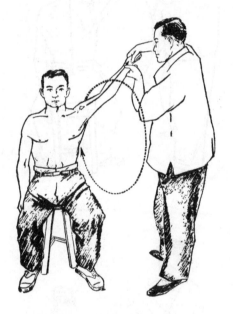

圖 3-40　環轉拉肩前部組織

　　(3)醫生左足移回原位，右足向前上半步，將患肢向前作逆時針方向環轉 3 次，並迅速向前上方拉動（圖41），使肩關節後突和後部肌肉都能受到拉力為度。

　　(4)右足移回原位，然後將患肢向外上拉動（圖42），使關節下突和下部肌肉都能受到拉力為度。接著將患肢迅速向下拉動（圖43），使肩關節上突和上部肌肉都能受到拉力為度。

楊清山 按摩經驗集

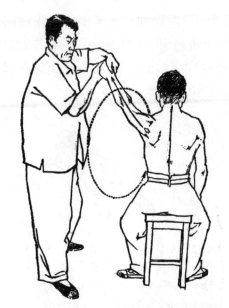

圖 3-41　環轉拉肩後部組織

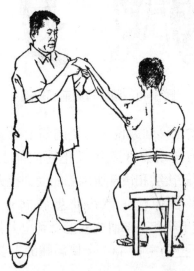

圖 3-42　環轉拉肩下部組織

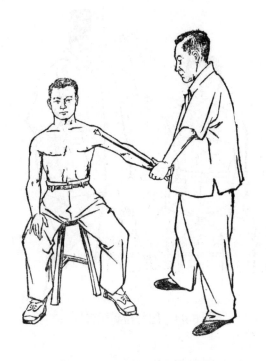

圖 3-43　環轉拉肩上部組織

【第二式】：屈肘拉肩法

(1)右手放開病手，右足向前上半步，右手握緊患者的 2～5 指，以右手的腕力，將患肢向外上方扶托，再以右手和右臂的力量，向上帶動患者的前臂，醫生的肘關節呈自然姿勢彎曲，並從患者肘關節的內上方，放於患者肘關節的尾側（圖 44），左腿向前上半步，並下蹲呈騎馬式。

(2)左手迅速至患者頸部扶托，以右臂的力量，向前、向後，向外（圖 45）拉肩關節及其周圍組織。

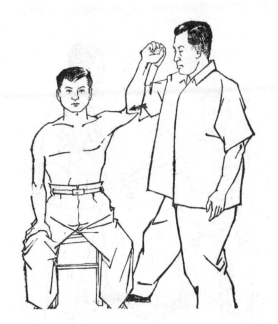

圖 3-44　屈肘拉肩預備式

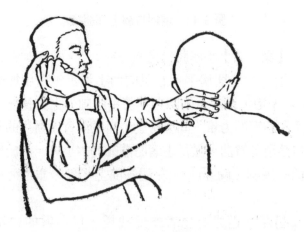

圖 3-45　屈肘拉肩法

【第三式】：緩解手法

(1)左手離開患者的頸部，左足稍向後稱，身體逐漸立直，以右手的力量迅速將患肢向前上拉直，醫生的肘關節和前臂自然地在患肢下面扶托（圖46）。

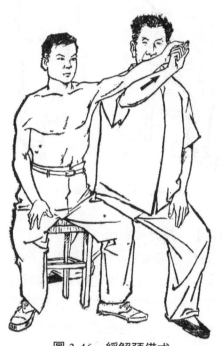

圖 3-46　緩解預備式

(2)繼上操作，以右臂將患肢旋外，右足返回原位，再將患肢旋內，左足移回原位，右手將患肢向外略扶成水平位，左手從掌側握住患者的拇指（圖47），然後使患肢作大幅度的旋後和旋前運動，交替旋轉 3～5 次後，再將上肢向外扶成水平位。

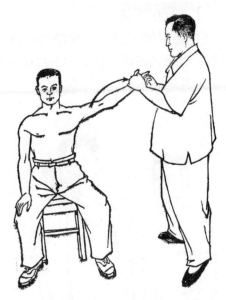

圖 3-47　緩解旋後

【第四式】：托肘拉肩法

(1)醫生的右足向前上半步，左手在原位不動，右手放開患手，以右前臂的屈側先從患者肘關節下方扶托，然後右手再繞至患者關節外側固定，此時患者手掌自然向下，肘關節稍彎曲，並自然地放在醫生前臂和肘關節的屈側，醫生的左足向前上半步，左手離開病手，速至肩並節的前上方固定，並下蹲呈騎馬式（圖48）。

(2)以右手和右上臂的力量，將肩關節作順時針方向環轉 3 次，迅速向後上拉動動（圖49），再作逆時針方向環轉 3 次，迅速向前上拉動，使肩關節周圍組織都能受到拉力為度。

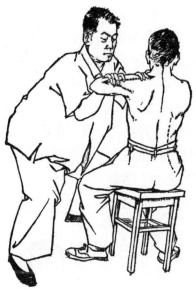

圖 3-48　托肘拉肩固定式

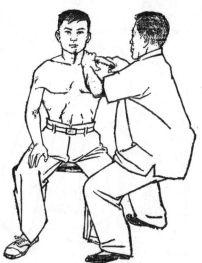

圖 3-49　托肘拉肩前

(3)繼上操作，左手離開肩上部，並迅速從病手的掌側握住拇指，右手至肘關節背側扶托，身體逐漸立直（圖50）然後以左手的力量，使前臂作逆時針方向轉位（圖51）3～5 次，右手在肘部配合操作，再使前臂作小幅度的順時針方向轉拉 3～5 次，使肩肘部都能受到活動為度。右手移至病手手背技托，雙手配合作大幅度的旋前旋後活動，然後雙手拇指在上，其餘四指在下握住病手，使患肢作大幅度的上、下活動。

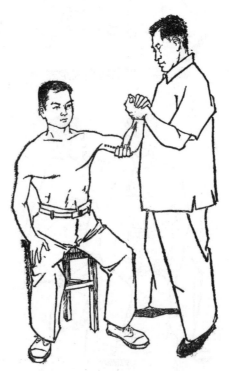

圖 3-50　托肘旋肩固定式

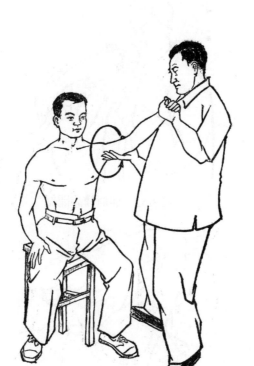

圖 3-51　托肘旋肩

【第五式】：屈肘揉肩法

(1)左手離開患手，至肘關節背側扶托，右足上半步，右手把患手放在患者的後頭部，左足上半步，以右拇指的指腹從患者鷹咀突的上方開始（圖52），沿上臂的背內側向下指揉，揉至腋後壁的中點處，用力深壓（圖53），壓後再用拇指的掌側和大魚際，在肩背部從上向下掌揉，最後將揉力放鬆於腋下。

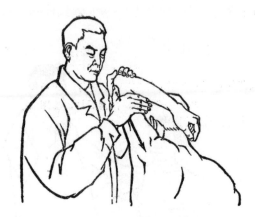

圖 3-52　屈肘揉肩開始

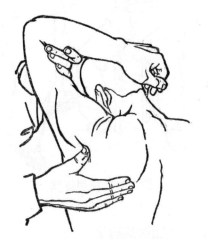

圖 3-53　屈肘揉肩後

　　(2)右手至肘關節背外側扶托，左手在肩前和胸前壁進行掌揉。

　　(3)繼上操作，左手離開胸前至肘關節的上內側扶托，右手至肘關節的上外側固定（圖 54），醫生下蹲呈騎馬式，並將病人肘關節的背側放在醫生的左肩上，左手

移至肩外側固定，右手按在左手上，雙手重疊按好後，作前後揉動（圖 55）使肩關節周圍的肌肉都能受到揉力為度。

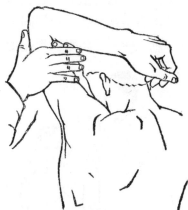

圖 3-54　屈肘揉肩衍化式

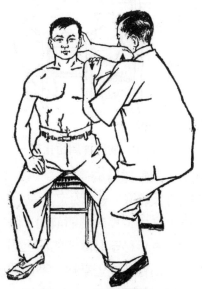

圖 3-55　屈肘揉肩式

(4)左足退半步，身體逐漸立直，左手從病手拇指側固定，右足退回原位，右手至肘關節背側（圖56）逐漸將上肢托平，然後以左手的力量，使患肢略作逆時針和順時針方向轉拉，拉後右手轉至病手尺側固定，雙手配合作大幅度的上、下活動，使上肢各組織都能受到拉力為度。

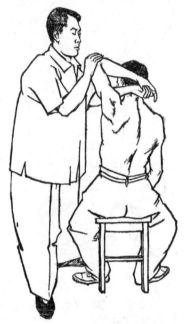

圖 3-56　屈肘揉肩衍化式

【第六式】：對掌揉肩法

(1)右手移至肘關節的後上固定，左手從肘關節內上開始，沿臂部向上掌揉，經肩關節前面，胸前壁，最後將揉力放鬆於腋窩。左手移至肘關節的前上固定，右手從肘關節的後上開始，沿臂部向上掌揉，經肩關節後面，肩背部最後將揉力放鬆子腋下。

(2)繼上操作，將患肢下放成垂直位，醫生下蹲成騎馬式，左手至肩前部，右手至肩背部，雙手配合在肩前、後進行掌揉（圖 57），揉後醫生逐漸立直，在肩部掌摩1～3次結束。

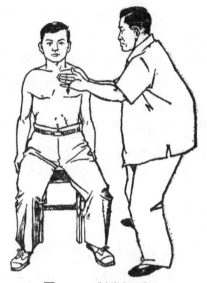

圖 3-57　對掌揉肩法

【第七式】：深部黏連剝離法

(1)醫生站在病人側方，左腿呈弓箭步，右腿伸直，右手指和病手指十字交叉，左前臂從前向後放在病人腋下，然後以右手的力量，將患肢作大幅度的前屈和後伸活動，使肩周圍肌肉都受到拉力為度。

(2)繼上操作，右手握住病手的拇指，左手握住 2～5 指，作大幅度的前屈和後伸活動，然後逐漸將病手拇指在後，其餘指在前，叉放在髂嵴上部，醫生的左手固定病手，右前臂至病肢腋下，作內外滾動同時外拉，使肩外部

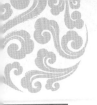

的肌肉都能受到拉力為度。

(3)左手從掌側握住病手的拇指，右手掌向下各指向前拇指在後，從肩外側抓握，然後以左手的力量，作大幅度的順時針方向環轉，每環轉一次即向後伸拉一次，使肩前部肌肉受到拉力為度，同時雙足稍向後移。轉拉 3～5 次後，左足向前上半步，右足配合前移，右手至肘關節背側固定，再以左手的力量，作大幅度的逆時針方向環轉，每環轉一次即向前伸拉一次，使肩後部肌肉都能受到拉力為度。同時雙足配合移動。

(4)轉拉後右足退半步，左手使病手旋後，左足退回原位，左手又將病手旋前，然後右手移至病手小指側固定，雙手配合使患肢作上下活動 7～9 次，再將患肢下放成自然位置。

5. 振動法

醫生站在病人左後方，在肩背部先進行拳振動，再進行掌振動，最後進行扣振動。

6. 顫抖法

(1)左手在肩前部扶托，右手掌的尺側緣，在肩背部和脊柱的外側進行掌顫，顫後右手在肩背部扶托，左手掌的尺側緣在肩前部和胸上壁進行掌顫。

(2)右手從病手的尺側握住 2～5 指，使患肢呈自然垂直位，醫生下蹲呈騎馬式，左手離開患肢，然後迅速將患肢作前後顫抖，顫抖時，必須讓患肢肌肉放鬆，顫抖後掌摩 1～3 次結束。

四、肩部按摩時間：15～25 分鐘左右。

第四章 下肢按摩手法

下肢按摩分仰臥位手法和伏臥位手法兩種。操作是從趾端開始，向上至臀部，接腰部和腹部手法。下肢手法分足部（趾部，蹠部）、踝部、膝部和臀部等。

◆ 第一節　仰臥位按摩手法

一、足部按摩手法

1. **按摩部位**：由各趾末端開始，向上至踝關節的上方。

2. **按摩體位**：病人仰臥在治療床上，醫生坐在病人左下肢後方的稍內側。然後進行操作。

3. **按摩手法**：包括指掌摩法、指掌揉法、指壓法和轉拉法等。

(1) **指掌摩法**

【第一式】

① 醫生先用左手，從病人左足的內側扶托、右手拇指的指腹，從趾背開始斜向後上指摩，其餘各指在足底配合向前移動。

② 指摩至足背時，衍化成拇指的掌面和大魚際，向後外掌摩至踝關節的下外方，又從足跟轉向後上，逐漸放鬆於小腿的後下。指掌摩 1～3 次後結束。

【第二式】

① 右手從病人左足的外側固定，左手拇指的指腹，

從趾背的外側開始斜向後上指摩，其餘各指在足底配合向前移動。

②指摩到足的內側緣時，逐漸將摩動力衍化至食指，食指接受摩力後，轉向足心和其餘指一併將摩力推送到足跟。再從足跟轉變方向，最後放鬆於小腿的後下。左右手交替指摩1～3次後結束。

(2) **指掌揉法**

【第一式】

①左手從患者拇趾側固定，右手拇指的指腹，從第二趾關節背側開始，斜向後外指揉，其餘各指在足底配合操作（圖1）。

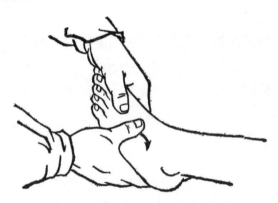

圖4-1　足背外側指掌揉法開始

②當拇指揉到足的外側緣時，將揉力衍化至食指。食指接受揉力後，稍用力按壓以防體液回流。而拇指又返回四趾的背側，以同樣的操作方法向外指揉。如此依次在5～2趾的背側指揉。

③各趾都揉完後，拇指又返至趾的根部，在此以拇

指掌面和大魚際，開始沿足背返復向上揉動。

【第二式】

①當揉到踝關節前方時，揉力集中到大魚際，再沿踝關節前方向外下揉動（圖2），揉至外踝前下時，將揉力衍化至食指，然後以各指的推動力，將揉力從外踝下方繞到外踝後方，最後將揉力放鬆於足跟的後上方（圖3）。

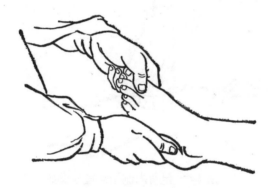

圖 4-2　定背外側指掌揉法

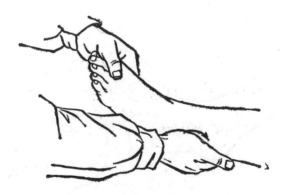

圖 4-3　足背外側指掌揉法結束

②以同樣的操作方法，在足背的外側和前面往返指掌揉1～3次。

【第三式】

①右手從左足的外側固定，左手拇指的掌側和大魚際，從趾背的內側開始，沿足背向後內揉動（圖4），其餘各指在足底配合操作，揉至踝關節前方時，向內下轉變方向。

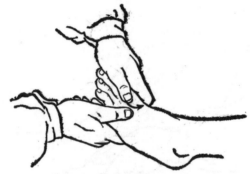

圖4-4　足背內側指掌揉法開始

②當揉至足的內側緣時，將揉力衍化至食指（圖5），食指接受揉力後，將揉力移向足心。

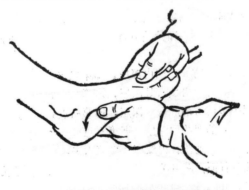

圖4-5　足背內側指掌揉法

③各指從足心將揉力向足跟推送，揉至足跟時轉變方向，將揉力放鬆於足跟的後上方（圖6）雙手交替揉動3～5次後結束。

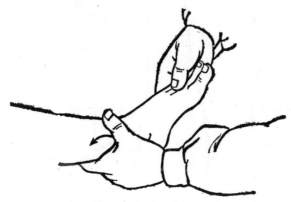

圖4—6　足背內側指掌揉法結束

3. 指壓法（圖7₁₋₂）

①左手從拇趾側固定，右手拇指的指峰，在足背各關節進行深壓，尋找病區。在各蹠趾關節背面的間隙（1～4趾間）內深壓，即第一點。

②在內踝前下方的凹陷內深壓，即第二點。

③在內踝下方跟舟關節處深壓，即第三點。

④在踝關節前方的肌腱間深壓，即第四點。

⑤外踝前方的凹陷內深壓，即第五點。

⑥在外踝下方的陷溝內深壓，即第六點。

除以上各點外，還可在各趾關節背面，蹠趾關節背面的凹陷內，內外踝後方等處反覆尋找痛點。

楊清山 按摩經驗集

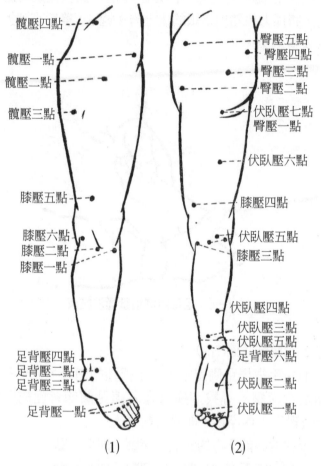

髖壓四點

髖壓一點

髖壓二點

髖壓三點

膝壓五點

膝壓六點
膝壓二點
膝壓一點

足背壓四點
足背壓二點
足背壓三點

足背壓一點

臀壓五點
臀壓四點
臀壓三點
臀壓二點
伏臥壓七點
臀壓一點

伏臥壓六點

膝壓四點

伏臥壓五點
膝壓三點

伏臥壓四點
伏臥壓三點
伏臥壓五點
足背壓六點

伏臥壓二點

伏臥壓一點

(1)　　　　　　　　(2)

圖 4-7　下肢前面指壓法(1)　　圖 4-7　下肢後面指壓法(2)

4. 轉拉法：

左手從拇趾側扶托，右手握住小趾的末節（拇指在上，其他指在下）（圖 8），先向內旋轉 3 次，再向外旋轉 3 次，旋轉後以關節的活動範圍，逐漸拉向前方。小趾

轉拉後按順序將 4～1 趾各轉拉 1 次，以同樣的操作方法
將各趾作轉拉活動 1～3 次後，掌摩一次結束。

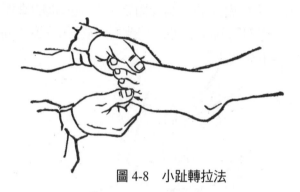

圖 4-8　小趾轉拉法

4. 足部的按摩時間：每次 15 分鐘左右

二、踝部（腳腕）按摩手法

1. **按摩部位**：從足的中部開始，向上至小腿中部。

2. **按摩體位**：同前。

3. **按摩的手法**：包括指掌摩法、指掌揉法，指壓法
和轉拉法四種。

(1) **掌摩法**

①左手從足的內側緣固定，右手拇指的指腹和大魚
際，從足背的外側開始，向後外掌摩，操作手法和足部相
同，最後將摩動力放鬆於小腿後面的中部。

②右手從足的外側緣固定，左手拇指的掌面和大魚
際，從足背內側開始向後內掌摩，經踝關節前方轉至內
側，最後將摩動力放鬆於小腿後面的中部。指掌摩動 1～
3 次結束。

(2) **指掌揉法**

【第一式】

①左手從患足的內側緣固定，右手拇指的掌面和大魚際，從踝關節的前下開始（圖9）向後外反覆揉動，揉力主要集中在大魚際。

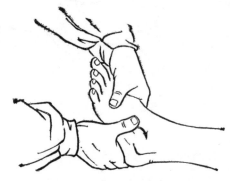

圖 4-9　踝部外側指掌揉法開始

②當揉到踝關節前方時，向外下轉變方向，揉至足的外側緣時，將揉力送給食指，食指接受揉力後，將揉力逐漸下移向足心。

③各指將揉力從足心向後推送，到足跟時向後上轉變方向，將揉力逐漸放鬆於小腿後面的中部（圖10）

【第二式】

右手從患足的外側緣固定，左手拇指的掌面和大魚際，從患足的內側開始，向後內反覆揉動，當揉到足跟時，向後上轉變方向，最後將揉力放鬆於小腿後面的中部。雙手交替指掌揉動3～5次後，掌摩一次結束。

(3) **指壓法**（見圖7）。

【第一式】：

左手從拇趾側固定，右手拇指的指峰，在足背各關

節和踝關節的前方、內側、外側等處深壓。

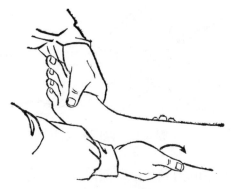

圖 4-10　踝部外側指掌揉法結束

【第二式】：

除前述各點外，在跟腱兩側深壓。壓後將壓力逐漸放鬆於小腿的後下方。雙手交替指壓 1～3 次後，再從足背開始至踝關節周圍，交替掌揉1～3次結束。

(4) **轉拉法**

①左手在足跟的後上方扶托，右手 2～5 指在上，拇指在下，從小趾側向內握住各趾。

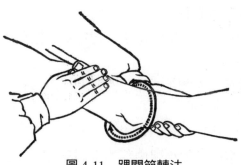

圖 4-11　踝關節轉法

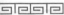

楊清山 按摩經驗集

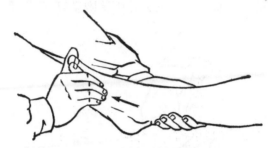

圖 4-12　踝關節拉法

　　②以右手的力量，把踝關節向內旋轉 3 次，向外旋轉 3 次（圖 11），然後向前方拉動（圖 12），拉力集中在踝關節。轉拉 1～3 次後，掌摩 1 次結束。

　　4. **踝部的按摩時間**：每次 15 分鐘左右。

三、膝部按摩手法

　　1. **按摩部位**：

　　從小腿中部開始，向上至大腿根部。

　　2. **按摩體位**：

　　同前。病人膝關節下方墊個棉墊，醫生坐或站在病人下肢左側，然後進行操作。

　　3. **按摩的手法**：

　　包括掌摩法，指掌揉法、指壓法、振動法、屈轉拉法等。

　　(1) **掌摩法**：雙手或單手在膝關節內、外、前、後四個區域進行操作。

　　【第一式】：雙手操作

　　雙手掌面，從小腿中部的兩側開始，向上返復掌摩

（圖 13）。最後將摩力放鬆於大腿根部的兩側：反覆掌摩1～3次結束。

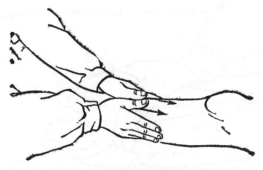

圖 4-13　膝部內外側雙手掌摩法開始

【第二式】：單手操作

①左手至小腿中部的內側扶托，右手從小腿前面開始向上掌摩（圖 14）。掌摩至膝關節前下方時，將摩力衍化給拇指和食指。

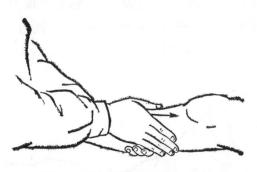

圖 4-14　膝前部單手掌摩法開始

②拇食指接受摩力後，在膝關節兩側，作前後反覆的掌指摩I～3次。

③以拇指的掌面和大魚際，從髕骨前面向上掌摩，

最後將摩力放鬆於大腿根部的前面（圖15）。

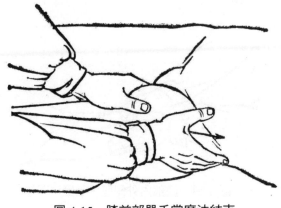

圖4-15　膝前部單手掌摩法結束

【第三式】

右手從小腿中下部的外側固定，左手從小腿中部的後面依次向上掌摩，經小腿後面、膕窩（圖16）、大腿後面逐漸向上，將摩力放鬆於大腿根部的後面。以同樣的操作方法。在膝關節內、外、前、後掌摩1～3次後結束。

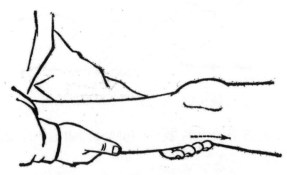

圖4-16　膝後療單手掌摩經膕窩

⑵**掌揉法**：包括內、外、前、後四個區域。

【第一式】

①左手從小腿中下方的內側固定，右手拇指的掌面和大魚際，從小腿中部的前外側開始，沿小腿的外側面向後外掌揉（圖17）。

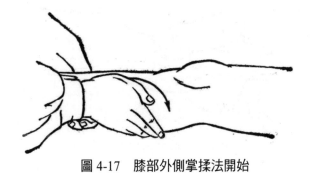

圖 4-17　膝部外側掌揉法開始

②揉至小腿後外側時，將揉力衍化給小魚際，拇指導速返至小腿的前外，以同樣的手法向後外掌揉。揉經小腿外側、膝關節外側、大腿的外側、最後將揉力向上放鬆於大腿根部的外側（圖18）。

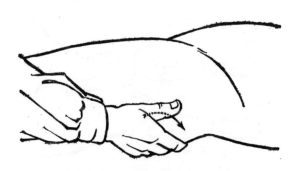

圖 4-18　膝部外側掌揉法結束

【第二式】

①右手從小腿中部的外後固定，左手拇指的掌面和大魚際，從小腿中部的前內側開始，沿小腿的內側面向後內掌揉（圖19）。

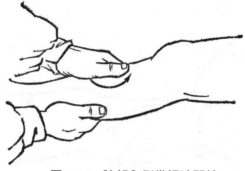

圖 4-19　膝部內側掌揉法開始

②揉至小腿後面內側時，將揉力衍化至小魚際，拇指迅速返至小腿的前內側，以同樣的手法向後內掌揉。

③繼上操作，揉經小腿內側、膝關節內側、大腿的內側，最後將揉力放鬆於大腿根部的內側（圖20）。

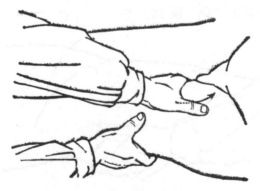

圖 4-20　膝部內側掌揉法結束

【第三式】

①左手從小腿的後下固定，右手拇指的掌面和大魚際，從小腿中部的前面開始向外上掌揉，掌揉至膝關節下方時，把揉力衍化至拇指和食指。

②拇指和食指接受揉力後，從膝關節兩側，作前後移動性的指揉，反覆揉動1～3次後，將揉力又衍化至拇指的掌面和大魚際；然後從髕骨前面向上掌揉，揉經大腿前面，最後將揉力放鬆於大腿根部的前面。

【第四式】

①右手從小腿的下外側固定，左手拇指的掌面和大魚際，從小腿後面向上掌揉（圖21）。

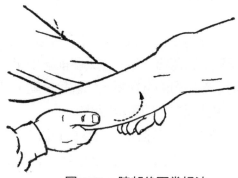

圖 4-21　膝部後面掌揉法

②揉至膕窩時，將揉力集中於虎口的前緣，然後輕輕越過膕窩，繼續向上揉動，最後將揉力放鬆於大腿根部的後面。用以上各種揉法，在膝關節內、外、前、後重點掌揉1～3次後，掌摩一次結束。必要時可在大腿前面臂揉。

【第五式】

拿揉法：雙手在大腿前面，拇指在一側，其餘指在一側先緊捏股四頭肌，然後稍向前提，再作向內、外拿揉，在大腿前面上、下往返拿揉1～3次。

⑶ **指壓法（見圖7）**

①雙手拇指的指峰在髖骨下方內、外側陷凹處深壓即第一，二點。

②在腓骨小頭前面的凹陷處深壓，即第三點。

③在膝關節外上，股二頭肌腱前方的凹陷處深壓，即第四點。

④右手從小腿的外後固定，左手拇指的指峰，從膝關節內上深壓，即第五點。在膝關節內下，腓腸肌內侵頭與脛骨後緣間深壓，即第六點。

⑤左手從大腿內下方固定，右手拇指的指峰，在髖關節前方深壓，即髖第一點。在大腿前正中深壓即髖第二點。在大腿中部的內陷處深壓，即髖第三點。沿第三點向上在腹股溝中部深壓，即髖第四點。

⑷ **振動法**：包括拳振動法和掌振動法。

①拳振動法：雙手呈半握拳姿勢，在膝關節周圍大腿前面的肌肉肥厚處，作上下交替振動。

②掌振動法：雙手指分開，呈略屈姿勢，在膝關節周圍大腿前面的肌肉肥厚處，作上下交替振動。振動後掌摩一次結束。

⑸ **屈拉法**

①左手握於患者足跟的後上方，右手從膕窩的下方扶托，然後將下肢扶起，以右手的托力，使膝關節向前彎

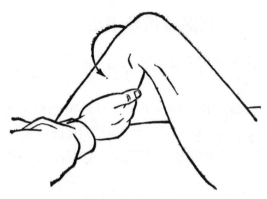

圖 4-22　膝部屈法

曲（圖 22）。

　　②按膝關節的屈度，屈至一定程度時，再以右前臂的托力，使膝關節向內旋 3 次，向外旋 3 次，左手迅速把膝關節拉直（圖 23）。如果膝關節因病不能伸直，左手在足跟提托，右手至膝關節前面徐徐向後按壓，使膝關節後部肌肉（屈肌）能受到拉力為度。屈拉 1～3 次，掌摩 1 次結束。

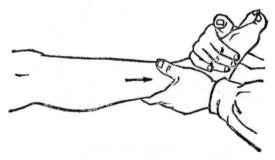

圖 4-23　膝部拉法

　　4　膝部按摩時間：每次 15～20 分鐘。

第二節　伏臥位按摩手法

一、**按摩部位**：從足底開始，向上經小腿後面、大腿後面至臀部。

二、**按摩體位**：病人面向下伏臥於治療床上，下肢放平，全身肌肉放鬆，醫生坐在病人下肢稍外側，如果操作到大腿時，按需要醫生可站在病人的外側，然後進行操作。

三、**按摩的手法**：包括指掌摩法，指、掌、臂揉法、壓指法，屈拉法，振動法等。

1. 指掌摩法

【第一式】

(1)左手從踝關節的前外側扶托，右手拇指的掌面，從病人足底的下面開始，向足跟指摩（圖24）。

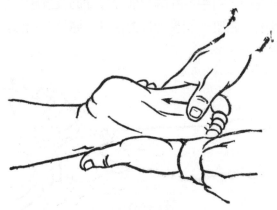

圖 4-24　下肢後面指掌開始

(2)指摩到足跟時，向後上轉變方向，沿小腿後面向上掌摩：經膕窩、大腿後面，根據需要醫生稍向前移位，

左手移至膝關節的外側扶托，右手經大腿後面向上掌摩，最後將摩力放鬆於臀下部（圖25）。

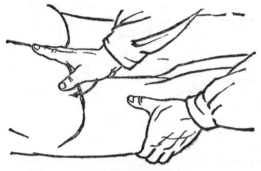

圖 4-25　下肢後面掌摩結束

【第二式】

(1)右手從踝關節的前內扶托，左手拇指的掌面，從病人足底的下面開始，向足跟指摩。

(2)指摩到足跟時，向後上轉變方向，沿小腿後面向上經膕窩、大腿後面、最後將摩力放鬆於臀下部，根據需要醫生可轉變位置，坐在病人側方或站起來操作，左右手交替指掌摩1～3次。

2.指、掌、臂揉法

【第一式】

(1)左手從踝關節的前外固定，右手拇指的指腹，從趾端開始，向足的內側緣揉動。

(2)揉至足內側緣時，將揉力衍化至食指（圖26），拇指又返回足外側緣，以同樣的方法向內揉，如此在足底作弧形向足跟揉動。揉至足跟時，拇指和食指至足跟的兩側，作前後方向的搓揉（圖27）3～5次。

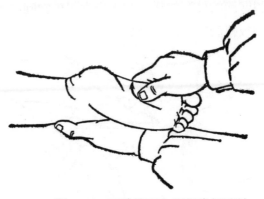

圖 4-26　下肢後面內側指掌揉開始

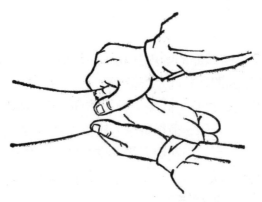

圖 4-27　足跟搓揉法

(3)拇指和食指向上至跟腱兩側的陷溝處重按，按後將揉力衍化至掌後緣，然後向上逐漸放鬆於小腿的後面。

【第二式】

(1)根據需要醫生稍向前移位，左手在原位固定不動，右手從小腿後面，以大魚際處的力量從外向內掌揉（圖28）。

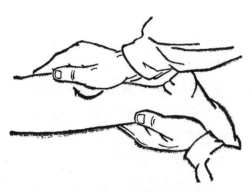

圖 4-28　小腿後面掌揉法

（2）揉至小腿內側時，將揉力衍化至小指掌面和小魚際，拇指又迅速返至小腿外側，以同樣的方法向上掌揉至膕窩時，掌後緣輕輕越過膕窩至大腿後面，繼續向上掌揉。根據具體情況，醫生可適當移位。

（3）左手移至大腿的外側固定，右手繼續向上揉動，最後將揉力放鬆於臀部（圖 29）。

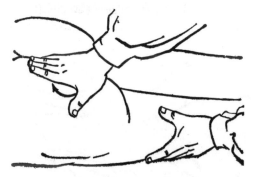

圖 4-29　下肢後面內側掌揉結束

【第三式】

（1）右手至踝關節的前內側固定，左手拇指的指腹從

足底內側緣開始,向外揉動(圖 30),揉至足外側緣時,將揉力衍化至食指,拇指又返回足內側緣,以同樣的操作方法向足跟指揉。

(2)當揉至足跟時,拇、食指在足跟兩側,作前後方向的搓揉,搓揉 3～5 次後,經小腿後面繼續從足跟向上掌揉至膕窩,越過膕窩至大腿後面。

(3)醫生稍向前移位,右手至大腿內側扶托,左手繼續向上掌揉,最後將揉力放鬆於臀部的外下方(圖 31)。

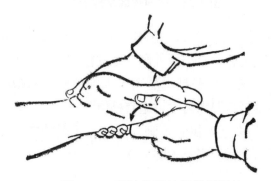

圖 4-30　下肢後面外側掌揉開始

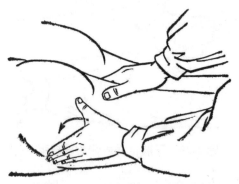

圖 4-31　下肢後面外側掌揉結束

【第四式】

(1)醫生坐或站在病人側方，一手扶托，一手前臂在小腿後面，大腿後面反覆揉動，臂揉一次結束。

(2)醫生站在病人側方，雙手進行操作，拇指在小腿外側其餘各指在內，先捏住肌肉，稍向前提，然後再作向內，向外交替式的從小腿後面向上拿揉（圖32）。揉至大腿根部時，將揉力放鬆臀下部。往返拿揉3～6次。

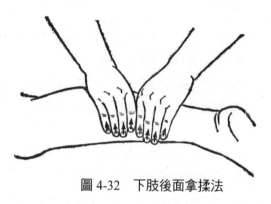

圖 4-32　下肢後面拿揉法

(3)雙手指端向前下，在小腿下部的兩側，以掌指面的力量，作對稱性的向上搓揉，揉經小腿、大腿至大腿根部時，左手在髖關節外側扶托，右手從大腿後面向上掌揉、最後將揉力放鬆於臀部。揉1～3次後，指掌摩一次結束。

3. **指壓法**：（見圖7）下肢後面的範圍廣泛，指壓時醫生的位置需隨時改變，固定手法也是根據具體情況隨時轉變，不能固定一處不動。

【第一式】

(1)左手在踝關節前方固定，右手拇指的指峰，在各

蹠趾關節下面深壓,即第一點。

(2)雙手拇指的指峰至足心深壓,即第二點。

(3)雙手拇指的指峰至跟腱兩側的陷凹處深壓,即第三點。壓後雙手交替將壓力推送至小腿的後面。

【第二式】

(1)左手拇指的指峰在承山穴稍下(小腿三頭肌下後)深壓,即第四點。右手拇指的指峰在膕窩中央及兩側深壓,即第五點。

(2)左手移至膝關節外側固定,右手拇指的指峰在大腿後正中(殷門穴)深壓,即第六點。

(3)左手拇指的指峰在環跳穴,右手拇指的指峰,在臀大肌下緣的中點深壓,即第七點。指壓後將壓力衍化至拇指掌側和大魚際,然後以掌揉法,放鬆於痛點周圍。雙手交替指壓3～5次後,掌摩一次結束。

4. 屈拉法:主要是活動膝關節和髖關節

(1)左手從踝關節前方固定、右手握於跟腱處,然後進行屈拉。

(2)左手將小腿按膝關節的屈度儘量向後彎屈,可屈至最大限度,使膝關節前面的肌肉能受到最大拉力,然後以右手的力量,迅速將小腿拉直,使大腿、小腿後面的肌肉都能受到拉力為度。屈拉3～5次。

(3)屈拉後右手抓緊足跟,左手在踝關節前面配合,然後向內(順時針方向)旋轉三次,再向外(逆時針方向)旋轉三次,使膝關節、髖關節內、外側的肌肉能受到伸展力為度。轉後迅速將大腿拉直,屈拉3～5次後,掌摩1～3次結束。

5. **振動法**：分拳振動法和掌振動法兩種。

(1)拳振動法：雙手呈半握拳姿勢，從小腿後面開始，向上做循回振動，振動至臀部周圍。

(2)掌振動法；從小腿後面開始，向上做循回掌振；振動至臀部周圍。

(3)振動後如果肌肉的緊張力還沒有完全恢復，可在肌腱和關節周圍進行掌顫，使肌肉完全恢復正常為度。最後掌摩1～3次後結束。

四、按摩時間：每次20～25分鐘。

第三節　臀部按摩手法

臀部是髖部和腰部的接連區。如坐骨神經痛、臀部肌肉風濕和肌萎縮時，可在此按摩。

一、按摩部位：

下方從大腿中部開始，向上至腰區，內側至後正中線，外側至腹股溝的外端和髖關節的外面。

二、按摩體位：

病人伏臥於治療床上，用棉墊襯於會陰和下腹部，醫生站在患側進行操作。

三、按摩的手法：

包括掌摩法，掌揉法、臂揉法、指壓法，肘壓法、振動法，搓法，顫動法等。雙側或一側都可操作。

1. **掌摩法**

(1)雙手掌從左右髖部的外側開始（圖33），向上作反覆的掌摩。最後將摩力放鬆於髂嵴的後上（圖34）。

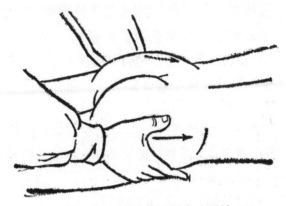

圖 4-33　臀部外側掌摩法開始

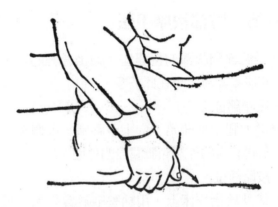

圖 4-34　臀部外側側掌摩法結束

　　(2)雙手從左右大腿中部的後面開始，向後上摩動，至後正中線時轉變方向，沿髂嵴向外上，最後將摩力放鬆於左右腰區，掌摩3～5次後結束。

　　2.**掌揉法**：雙側或單側操作。

【第一式】

(1)雙手同時從外下方開始，向上掌揉，揉至臀上部

的高起處（髂嵴），向外轉變方向，將揉力逐漸放鬆於腹股溝的外側。

(2)雙手同時從大腿中部的內下開始，向上掌揉，經臀部揉至臀部的後上方時，將揉力放鬆於腰部。雙手掌揉3～5次後結束。

【第二式】

(1)左手從左臀部的下外扶托，右手小指的掌面和小魚際，從右側大轉手的背外側開始向上掌揉。

(2)揉至臀中部時，將揉力集中於拇指的掌面和大魚際，然後斜向內上揉送，最後將揉力放鬆於臀部的後上方，反覆掌揉3～5次。

【第三式】

(1)右手從右臀部的外側扶托，左手小指的掌面和小魚際，由左側大轉子的背外側開始，向內上掌揉，揉至臀中部時，將揉力衍化至拇指的掌面和大魚際，從此又向外揉推，如此內、外交替向內上掌揉，揉至後正中時，轉變方向，沿後正中又向外上掌揉，最後將揉力放鬆於腹股溝的外側。

(2)右手從右臀部的下外扶托，左手拇指的掌面和大魚際，從右臀部的下外開始，反覆向內上掌揉，最後將揉力放鬆於後正中部。反覆掌揉3～5次結束。

【第四式】

雙掌重迭揉壓法：是揉壓撬三法的綜合應用。右手的掌後緣先橫按在腰骶關節處，掌後緣和椎間盤的位置必須相對，左手以同樣的方位按在右手上面，雙手重疊按好後，以掌後緣的力量循迴揉動，揉力逐漸加大、揉後再徐

徐向下深按，按到一定程度時稍用力下壓，壓後以手掌的吸力向上速提（手掌不能離開原位），如此壓、提5～7次後，掌摩一次結束。

3. 臀揉法：

按具體情況，一手在臀部面定，以另側的前臂，在臀部反覆揉動，雙側交替臀揉3～5次結束。

4. 指壓法（見圖7）：

一手固定、另一手進行操作。

(1)在臀大肌下方的橫溝正中深壓，即第一點。

(2)在髖關節後方和臀大肌外上部的凹陷處深壓，即第二點。

(3)在坐骨大孔（約在臀中央）處深壓，即第三點。

(4)在骶髂關節背面的正中和後下深壓，即第四點。

(5)在髖關節的後上用指峰深壓，即第五點。

5. 肘壓法：

左手在腰部固定，用右肘關節的後方，從指壓法第三點開始深壓，壓後再揉，揉後將揉力不能放鬆，沿第三點推壓至第四點，在第四點再壓，壓後再揉，揉後又移至第五點，以同樣的方法，在以上各點反覆揉壓，最後掌揉一次結束。

6. 振動法

(1)拳振法：雙手呈半握拳姿勢，從大腿後上部開始，向上至骶臀部和臀腰部周圍等處進行拳振。

(2)掌振法：雙手呈自然姿勢伸開，各指間留一定的距離，然後以手掌的尺側緣，在髖關節骶髂關節的背側、臀部周圍進行掌振。

7. 搓法：

左手在背部扶托，右手掌的尺側緣或掌面在腰骶關節處，作橫位（左、右）的迅速搓動（圖 35），至皮膚發熱為止。再以左手在臀上部的適當部位扶托，右手掌的尺側緣在，臀中部（環跳穴）由內上斜向外下，作迅速的搓動，雙側交替搓動數 10 次，至皮膚發熱為止。

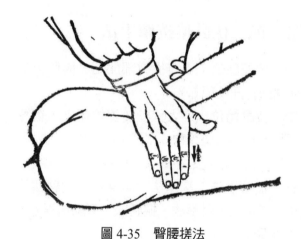

圖 4-35　臀腰搓法

8. 掌顫動法：

左手在臀上部的適當部位扶托，右手掌的尺側緣，在臀中部由內上斜向外下顫動，雙側交替顫動數十次，至緩解臀部的緊張度後為止。最後掌摩 1～3 次後結束。

四、臀部按摩時間：每次 15～20 分鐘。

第五章　腰背部按摩手法

腰背部按摩，分伏臥位和坐位兩種手法。腰部按摩採取伏臥位姿勢，背部按摩根據具體情況除伏臥位姿勢外，還可採取坐位淨勢。

第一節　伏臥位按摩手法

一、按摩部位：下方從臀部開始，兩側至腋中線，上至肩關節背面及項部。

二、按摩體位：病人伏臥於治療床上，全身肌肉放鬆，下腹部襯以棉墊等物。根據病情需要，有時可採取側臥位姿勢。醫生坐或站在病人左側進行操作。

三、按摩手法：掌摩法、掌揉法、前臂揉法、指掌揉壓法、指壓法、肘壓法、振動法、顫動法等。

1. 掌摩法：

分雙手和單手操作兩種。

【第一式】：

雙手操作，醫生站在病人左側。

(1)雙手掌從病人臀部的外上開始（圖1），沿腰背部的外側份，依次向上掌摩。最後將摩力放鬆於腋下（圖2）。

(2)繼上操作，雙手從腋下返至肩胛骨下角處，從此沿肩胛骨背側向上摩至第七頸椎平齊處，再向外轉變方向，摩至腋後壁時，指端轉向外下，將摩力逐漸放鬆於腋下。

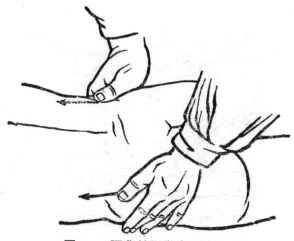

圖 5-1　腰背外側掌摩開始

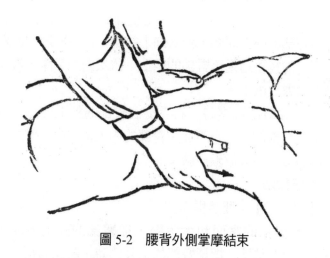

圖 5-2　腰背外側掌摩結束

　　(3)雙手返至臀部的內上方，從此沿脊柱兩側向上掌摩（圖 3）。摩至和第七頸椎平齊時，內外轉變方向，沿肩背部向外掌摩：最後將摩力放鬆於腋下。

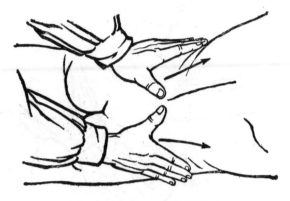

圖 5-3　腰前內側掌摩開始

【第二式】：單手掌摩。

(1)右腰背部按摩時，左手從左臀部的外側扶托，右手從右臀部的外上開始，依次向上掌摩，最後將摩力放鬆於腋下。然後迅速返至臀部的內上，依次向上掌摩，最後將摩力放鬆於腋下。

(2)左腰背部按摩時，右手從右臀部的外上固定，左手先從左臀部的外上，再從左臀部的內上依次向上掌摩，方法同右側。最後放鬆於腋下。

2. 掌揉法

【第一式】：雙手操作

(1)雙拇指的掌面和大魚際，從臀部的外上方開始（圖4）向上掌揉。揉至臀部的上外側時，將揉力衍化至小指的掌面和小魚際（圖5）。而拇指和大魚際又返至臀部的外上，用同樣的揉法，沿腰背部的外側份，依次向上掌揉。

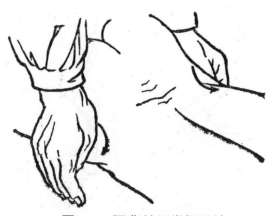

圖 5-4　腰背外側掌揉開始

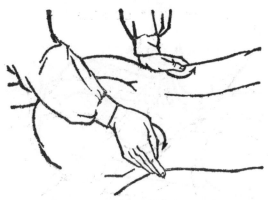

圖 5-5　腰背外側掌揉衍射化式

　　(2)繼上操作，揉至第七頸椎平齊處，拇指暫按在第
七頸椎兩旁不動，其餘四指繞至鎖骨上窩（圖6），拇指
配合其餘指平均用力，在肩上緣彈剝 3～5 次後，其餘指
又返回肩背部，從肩胛骨背面向外掌揉，揉至腋後壁時，
指端向外下轉變方向，最後將揉力放鬆於腋下（圖7）。

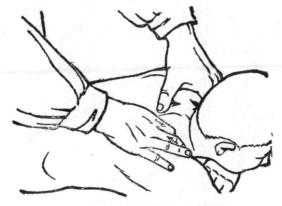

圖 5-6　雙手肩上緣彈剝法

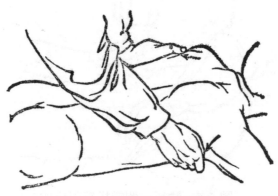

圖 5-7　腰背外側掌揉結束

　　(3)腰背部外側份揉完後，雙手迅速返至腰背部的內側份，從臀部的內上方開始沿脊柱兩側向上掌揉，操作方法和外側份相同。

　　【第二式】：單手操作

　　(1)右腰背部的揉法：左手在左臀部的外側固定，右

手從右臀部的外上方開始（圖8），沿右腰背部的外側份向上掌揉，最後將揉力放鬆於腋下。掌揉內側份時，左手移至左胸壁固定，右手從右臀部內側份的下方開始（圖9），沿脊柱外側依次向上掌揉。揉第七頸椎外側時，在肩上緣彈剝後，最後將揉力放鬆子腋下。

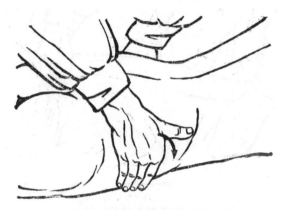

圖 5-8　右腰背外側單手掌揉

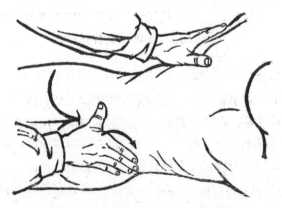

圖 5-9　右腰背內側單手掌揉開始

(2)左腰背部的揉法：右手在右臀部的外側固定，左手從左臀部的外上方開始，沿左腰背部的外側份依次向上掌揉，揉至肩上緣時，右手至右腰的外下固定，左手在肩上緣彈剝（圖 10）3～5 次後，最後將揉力放鬆於腋下。內側份的掌揉法，和右側內側份的揉法相同。

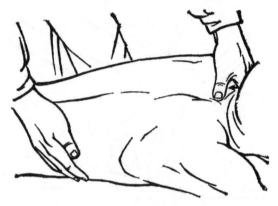

圖 5-10　單手肩上緣彈剝法

3. **前臂揉法**：一手扶托，另側的前臂在背部、腰部進行臂揉。根據病人體質的強弱，可雙側交替操作。

4. **指掌揉壓法**

【第一式】

(1)右手從右臀上部扶托，左手拇指的指峰，從第七頸椎的棘突處開始，沿各棘突和棘突間向下深壓，壓後將壓力衍化給指腹，然後揉送到壓點周圍。如此沿脊柱向下深壓至尾骨尖。

(2)左手從左臀上部扶托，右拇指的指峰，從第七頸椎開始，沿脊柱向下深壓，方法同上。雙手交替在各棘突和棘突間深壓，尋找壓痛點，找到壓痛點後，以指腹揉送

到痛點周圍。

(3)雙手拇指的指峰，從第七頸椎兩側開始，沿脊柱外側依次向下深壓，經胸背部、腰部、骶尾部等，尋找壓痛點。找到壓痛點後，再進行剝揉法。

【第二式】

(1)雙指橫位剝揉法：在脊柱及其兩側找到痛點後，雙拇指的指腹先按在痛點上方定位，然後以左拇指的指腹，斜向右下剝揉至右拇指的下方（圖 11），而右拇指的指腹，又從左拇指上方開始，先向外再向下繞過左拇指，剝揉至左拇指的下方。如此沿脊柱兩側，向下剝揉至骶尾部，返復剝揉 3～5 次。

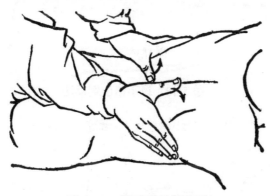

圖 5-11　雙手橫位剝揉法

(2)單指橫位剝揉法：左手從左臀部的外側扶托，右拇指的指腹從脊柱左側開始向右剝揉。（圖 12），剝揉到右側時，再返回左側，以同樣的方法向右剝揉。如此沿脊柱兩側上下返復剝揉。右拇指剝揉後，可改用左拇指以同樣的方法沿脊柱上下剝揉。雙手交替剝揉 3～5 次。

【第三式】：指掌橫揉法

(1)雙拇指的掌面和大魚際，從脊柱左側開始向右橫揉（圖13），其餘指在右側配合操作。揉至脊柱右側時，將揉力衍化至小指掌面和小魚際。小指掌面和小魚際接受揉力後，從脊柱右側開始向左橫揉（圖 14），如此左右交替，脊柱兩側上下橫揉 3～5 次。

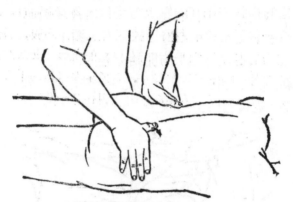

圖 5-12　單手橫位剝揉法

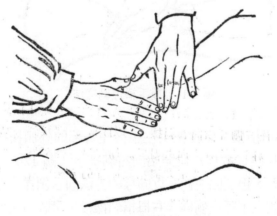

圖 5-13 雙指掌向右橫揉

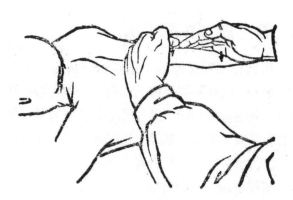

圖 5-14　雙指掌向左橫揉

　　(2)醫生也可轉位到病人右側，從脊柱右側開始，沿脊柱上下橫揉。橫揉3～5次後，掌摩1～3次結束。

　　5. **肘壓法**：左手在肩背部或胸側壁扶托，右肘關節的背部，沿脊柱兩側從下向上，或從上向下反覆肘壓，尋找痛點，找到痛點後，揉送到痛點周圍。

　　6. **振動法**

　　(1)拳振動法：雙手呈半握拳姿勢，從臀上部開始，沿脊柱兩側上下拳振。

　　(2)掌振動法：雙掌的尺側緣從臀上部開始，沿脊柱兩側上下掌振，至肩背部時加重振動。

　　7. **顫動法**：左手在肩背部固定，右手掌的尺側緣，在腰部各棘突間作橫位的顫動。在胸背部顫動時，沿脊柱兩側作縱位的顫動。顫動時頻率要快，但輕而有力，使患者不覺有任何疼痛，但力量必須達到深部，顫動後掌摩1～3次結束。

　　四、按摩時間：15～20分鐘左右。

第二節　腰部按摩手法

有些疾病在腰部按摩就可達到治療目的，不需要和背部一塊操作，因此將腰部提出來列為一項。腰部按摩的體位和手法與腰背部相同，僅在揉法上加重力量，另外腰部需要增加掌撬、掌壓、掌搓、托拉等手法，如果腰部疾病涉及下肢時，可增加下肢常規手法。

一、常規手法：同腰背部。

二、增加手法

1. 掌撬法：

以掌後緣對準棘突間的痛點上，先徐徐向下深壓，壓後再迅速撬起，椎間盤突出病人用此法，單手或雙手操作都可。

2. 雙掌重疊揉壓法：

先以左手的掌後緣，橫位按在椎骨間的痛點上，右手再按在左手上，以掌後緣的力量循回揉動，揉力逐漸加大，揉後再向下深壓，壓後以手掌的吸力向上速提，揉、壓5～7次後，掌摩1～3次結束。

3. 臥位托位法

(1)雙手從臀部向前下伸至犬轉予上方，左手將身體向右翻轉，右手又將身體向左翻轉（圖15），如此左右轉動腰部，使腿部各關節和軟組織都能受到活動為度。

(2)繼上操作，左右轉動後，2～5指移至髂前上棘，然後迅速向後托拉（圖16），使腰椎和腰部軟組織都能受到拉力為度，拉托3～5次後，再進行振、顫，最後掌摩1～3次後結束。

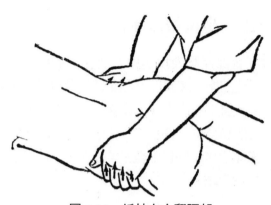

圖 5-15　托拉左右翻腰部

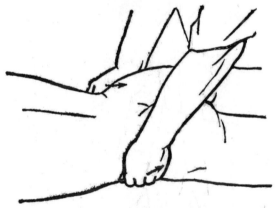

圖 5-16　托拉向後拉腰部

4. 掌搓法：

一手扶托，另一手的尺側緣或手掌，在腰都迅速搓動，越快越好，搓至皮膚發熱為度。

三、按摩時間： 15～20 分左右。

第三節　坐位按摩手法

　　一般在背部症狀表現明顯，而腰部症狀較輕的情況下，採取坐位按摩。按摩部位和手法同伏臥位，僅病人的體位是坐位，醫生在病人後方操作。手法除常規手法外，需加強彈剝法和坐位托拉法。

　　一、常規手法：同伏臥位。

　　二、加強手法

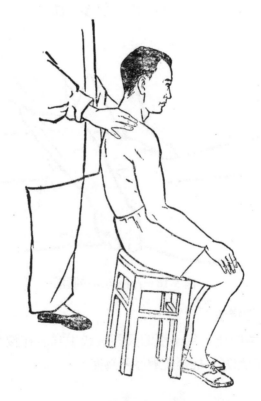

圖 5-17　坐位托拉預備式

1. 彈剝法

(1)肩上緣彈剝：拇指在後，其餘指在鎖骨上窩，先用力捏拿，再迅速上提，後又迅速放鬆，使肩上緣能受到彈力為度。

(2)腋後壁彈剝：拇指在後，其餘指在前，沿腋後緣從上向下彈剝，彈後在肩背部掌揉1～3次。

2. 坐位托拉法

(1)病人坐在方凳上，醫生站在病人左後方，雙手先扶托在肩上（圖17），然後右手和右前臂至病人肩背部和後頭部扶托，左手至病人左胸壁扶托，使病人逐漸向後下躺（圖18）。

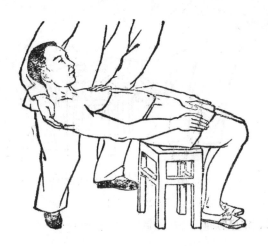

圖5-18　坐位托拉下躺式

(2)當病人身體躺直時，醫生用右大腿從病人胸背部支托，右手逐漸離開肩背部，此時病人完全躺在醫生右大腿上。

(3)繼上操作，雙手迅速從病人腰部兩側向下伸展，伸至腰部正中線時，各指掌面向上並相互交叉，以防滑脫，再以手掌和前臂的力量，從腰部向上托拉（圖19），拉後左手在腰部挾托，右手在背部扶托，並逐漸將病人扶起。

托拉後在肩背部進行振、顫，肩上緣進行提顫，顫後掌摩1～3次結束。

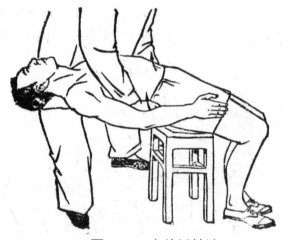

圖 5-19　坐位托拉法

三、按摩時間：20分鐘～25分鐘左右。

第六章　胸腹部按摩手法

胸腹部按摩，包括胸部和腹部兩種手法。分別敘述如下：

第一節　胸部按摩手法

胸部的皮下脂肪較少，因而皮膚比較緊張，肌肉的配布不勻稱，肌肉下方為胸廓，胸廓內有心、肺及大虹管等組織，因此按摩時需要注意。

在胸前操作時，要繞過乳房，不要多在乳房部揉按，以防引起淋巴管發炎。

一、按摩部位：

上齊胸骨柄和鎖骨，外至肩關節和腋中線，下至胸廓下緣。

二、按摩體位：

病人仰臥於治療床上，枕頭不可過高，使頭頸和脊柱略呈水平位，醫生在病人右側操作。

三、按摩手法：

包括掌摩法、掌揉法、指掌揉壓法，振動法及顫動法。

1. 掌摩法

【第一式】

(1)醫生以雙手的掌面（指端向外上），從胸壁的外下緣開始，向上掌摩（圖1），掌摩至乳房下方時，將摩

力衍化至手掌的尺側緣，稍按定不動。

　　(2)繼上操作，拇指迅速繞至乳房的外側，再沿胸側壁向上掌摩，最後將摩力放鬆子腋下（圖2）。

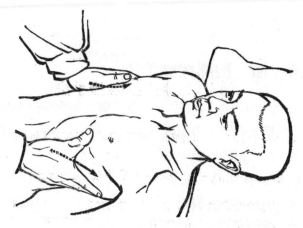

圖 6-1　胸部掌摩開始

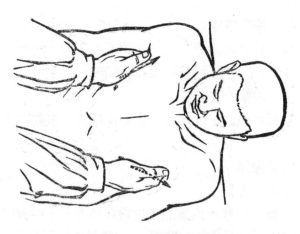

圖 6-2　胸部掌摩結束

【第二式】

(1)雙手返至胸壁的前下緣，從此沿胸前壁向上掌摩，掌摩至乳房前下方時，各指稍向前正中移動，然後繞過乳房，至乳房上方。從此向外上掌摩，掌摩至肩關節前方時，各指向外下轉變方向，最後將摩力放鬆子腋窩。

(2)按具體情況，也可一手固定，一手進行操作，左右胸壁交替掌摩。

2.掌揉法

【第一式】：胸側壁掌揉法。

雙手從胸外側壁下緣開始，以拇指的掌面和大魚際向外上揉動，揉至腋中線時，將揉力衍化至小指的掌面和小魚際，拇指迅速返至乳房的前下（圖3），以同樣的方法向外上掌揉，最後將揉力放鬆於腋下。

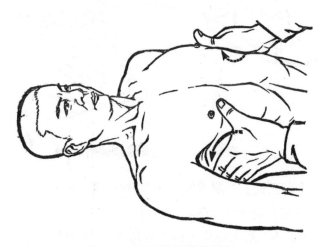

圖 6-3　胸部外側掌揉開始

急性乳腺炎，乳腺管閉塞，可在乳頭後方，用指腹作對稱性的指揉，揉 3～5 分鐘後，再在背部按腰背部常規手法進行按摩。

【第二式】：胸前壁掌揉法。

(1)雙手返至胸壁的前下緣，從此沿胸前壁渤上掌揉（圖4），揉至胸側壁對，將揉力衍化至小指面和小魚際，拇指迅速返至胸骨的外緣，以同樣的方法向外上掌揉。

(2)繼上操作，當揉至乳房下方時，各指逐漸繞過乳房，再從胸骨外緣開始，沿鎖骨下方向外掌揉，揉至肩關節前面時，各指向外下轉變方向，最後將揉力放鬆於腋下。

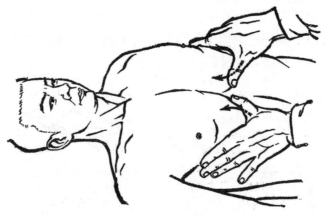

圖 6-4　胸部內側掌揉開始

【第三式】：單手操作，左胸壁掌揉法。

(1)左手從病人的右下胸壁扶托，右手從左胸壁下緣開始（圖5）向上掌揉，揉至乳房外下方時繞過乳房，繼續向上掌揉，最後將揉力放鬆子腋下。

(2)繼上操作，右手又返至胸壁的前下緣，沿胸前壁向上掌揉，揉至乳房下方時，各指從乳房的內側繞過乳房，再沿胸骨外緣、鎖骨下方向外掌揉，揉至肩關節前面時，各指轉變方向（圖6），最後將揉力放鬆於腋下。

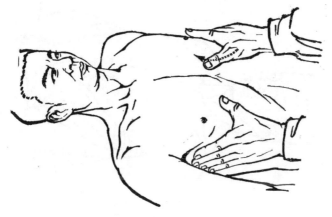

圖6-5　左胸單手掌揉開始

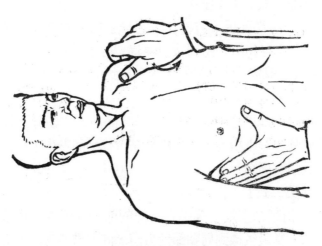

圖6-6　左胸單手掌揉至肩前轉變方向

【第四式】；單手操作，右胸壁掌揉法。

右手從左胸壁扶托，左手從右胸壁的外下緣開始，向上循回掌揉（圖7）。具體操作同左側。胸前壁的掌揉法也和左側相同。

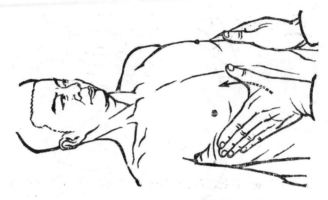

圖6-7　右胸單手掌揉開始

3. 指掌揉、壓法

【第一式】：指壓法

⑴一手從乳房下方扶托，另一手拇指的指腹，從下位肋間隙向後指壓，壓到腋中線時，再返到上一肋間隙的前端，以同樣的方法向後指壓。為此依次在各肋間隙指壓，尋找壓痛點。

⑵各肋間隙指壓後，再在肩關節前方，鎖骨下緣、胸骨側外緣等處指壓，尋找壓痛點，找到痛點後，用指腹揉送到痛點周圍。

【第二式】：指掌橫揉法

⑴指壓結束後，雙手到胸壁的前下緣，再沿胸壁向上掌揉，當最後揉到肩關節前方時，向內轉變方向，沿鎖骨下緣向內掌揉，揉至胸骨柄外側時，雙拇指至第一胸肋

關節處，稍向下按壓（圖8）。

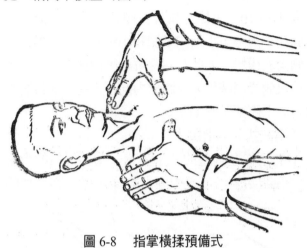

圖 6-8　指掌橫揉預備式

（2)繼上操作，右拇指將左胸肋關節處的壓力，向右胸肋關節處推送，至右側時接左拇指的壓力，左拇指迅速按在右拇指上，其餘指以順時針方向轉至胸骨的左側（圖9）。

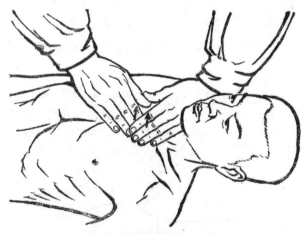

圖 6-9　各指轉到胸骨左側

(3)繼上操作，拇指的掌側和大魚際，從胸骨右側向左橫揉（圖10），揉至胸骨左側時，將揉力衍化至小指的掌面和小魚際，小指的掌側和小魚際接受揉力後，從胸骨左側向右橫揉，如此左右交替沿胸前壁向下橫揉，而左手掌的尺側緣同時用力，將揉力向下推送，最後將揉力向下放鬆於上腹部（圖11）。

【第三式】：指揉法

(1)右手從左胸壁的外下固定，左手拇指的指腹，從胸骨劍突開始，沿前正中向上指揉，揉至胸骨柄的前面

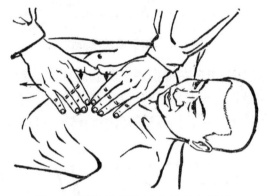

圖6-10 雙指掌從胸骨右側向左橫揉

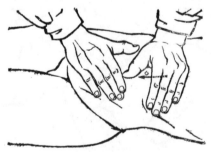

圖6-11 橫揉結束手法

時，向右轉變方向，繼續向右揉至胸骨柄右緣，暫按定不動。

(2)繼上操作，右手拇指的指腹，從左胸壁的外下移至胸骨柄左緣，此時雙拇指從胸骨柄外緣開始，沿鎖骨下方向外指揉，揉至肩關節前面時，向外下轉變方向，最後將揉力放鬆於腋下。指掌揉、壓1～3次後，掌揉一次結束。

4. 振動法

雙掌交替從胸前壁的下緣開始，沿胸前壁向上掌振。掌振至鎖骨下面和肩關節的前方為止。

5. 顫動法

左手從右肩關節的外側扶托，右手的尺側緣，從胸前壁的下方開始，沿胸前壁向上顫動（圖 12），經胸大肌起始部、胸骨前面、鎖骨下方等處，掌顫 1～3 次後，掌摩一次結束。

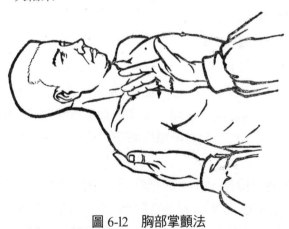

圖 6-12　胸部掌顫法

四、胸部按摩時間：10～15分鐘。

第二節　腹部按摩手法

腹前外側壁為軟組織構成，壁內沒有骨骼襯托，操作時需小心謹慎。手法要柔軟緩慢，用力由淺而深，使各組織既能受到活動，又能使黏連剝離。在黏連部操作時，用力要均勻緩慢，輕輕揉剝、徐徐緩解，切忌強揉硬推，以防發生撕裂。

一、按摩部位：上至胸壁下緣，外至左右腰區，下至髂嵴、腹股溝部和恥骨聯合上方。

二、按摩體位：病人仰臥於治療床上，膝關節後方可襯以棉墊，這樣便於腹部肌肉放鬆。醫生在病人右側進行操作。

三、按摩手法：大致依照消化道排列順序，從上向下按摩。

分指掌摩法，指、掌揉法，指壓法，剝離法，振動法及顫動法。

1. 指掌摩法

【第一式】

(1)右手的指、掌面，從胸骨劍突的前方開始（圖13），沿胃前面向下掌摩，當掌後緣達臍前面時，指端向左轉變方向，然後向右繼續掌摩至右第九、十肋軟骨接合的下方。

(2)繼上操作，左手的指掌面，以同樣的操作方法，從胸骨劍突前方開始，沿胃前面向下、向左掌摩至右第九、十肋軟骨接合的下方，接替左手的摩力，雙手交替在胃區掌摩7～9次。

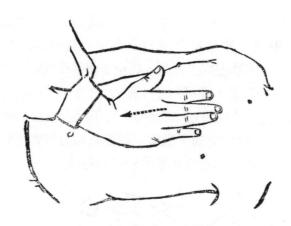

圖 6-13　腹部掌摩第一式開始

【第二式】：摩揉法

(1)右手的指掌面，迅速從左腰區開始，沿臍上向右掌摩至第九、十肋軟骨接合處的下方，此時左手的指掌面，亦從左腰區開始（圖 14），沿右手操作的方向向右掌摩，雙手交替從左向右掌摩 5～7 次。

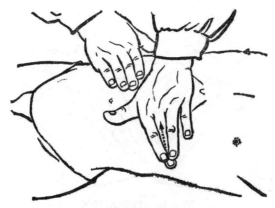

圖 6-14　腹部掌摩第二式開始

(2)左手 2～5 指的指腹，先至右髂窩，右手掌的尺側緣至左髂窩，雙手配合用力，從左、右髂窩開始（圖15），沿左右腹壁向上托起，托至與臍平齊處時，右拇指迅速至右上腹壁，接左手的力量，而左手的拇指在右，其餘各指在左，恰在右手的上方，雙手配合從腹上壁開始（圖 16）沿腹前壁向下橫揉，最後將揉力放鬆於恥骨聯合的上方。雙手配合指掌摩揉 5～7 次結束。

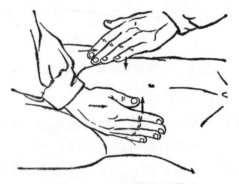

圖 6-15　腹部橫揉預備式

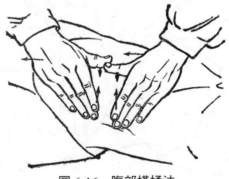

圖 6-16　腹部橫揉法

2. 指，掌揉法

【第一式】

(1)右手的掌後緣，從胸骨劍突前面開始，沿胃區向右下掌揉，當指端達臍上時，左手的指掌面，亦從胸骨前面開始，沿胃區向下掌揉，當揉至臍部時，指端向左轉變方向（圖 17），然後繼續向右掌揉。以同樣的方法，雙手交替從胃上部開始，沿胃體向右掌揉 7～9 次，使胃內容物和上腹部組織，都能受到向右的擠壓為度。

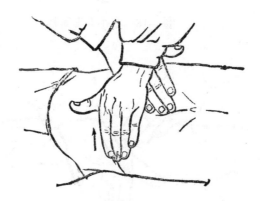

圖 6-17　腹部掌揉衍化手法

(2)繼上操作，右手 2～5 指的指掌面，向左下伸至左腰區，以大魚際和掌後緣處的力量，沿左胸壁下緣向右掌揉（圖 18）揉經左腹上壁、臍上部至右第九、十肋軟骨接合處的下方。左手 2～5 指的指掌面，亦伸至左腰區，沿左胸壁下緣向右掌揉（圖 19）。操作同右手，雙手交替掌揉 5～7 次，使腹上部各組織，都能受到向右的揉動力為度。

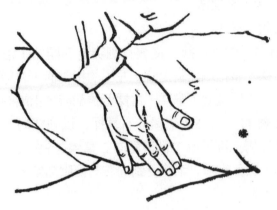

圖 6-18　右手向右掌揉

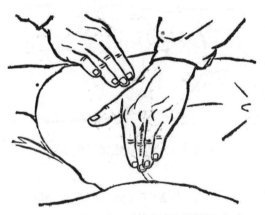

圖 6-19　左手向右掌揉

【第二式】：指揉法

　(1)胃區指揉法：在臍和胸骨劍突之間，定相等距離三點（相當上、中、下脘穴）指揉，先以中指指腹按在上點處，食指環指按在中指兩旁，以順時針方向揉動，病人

呼氣時徐徐向下深揉，吸氣時輕輕放鬆，如此指揉 7～9 次，再以同樣的方法，在中、下點處指揉。

(2)指提揉法：雙手拇指在臍右，其餘各指在臍左，以雙拇指和雙中指距臍約 2～3 寸處，共定為四點定位後各指先向正中輕輕提揉，揉後再徐徐放鬆，為此提揉 3～5 次，使空回腸都能受到揉力為度。

【第三式】

(1)左手掌至右腹上區扶托，右手掌至左胸壁下緣，雙手沿左右腹壁向下揉至左右髂窩，再從左右髂窩開始，沿左右腹壁向上（圖 20）揉至左右胸壁下緣。如此上、下掌揉 1～3 次。

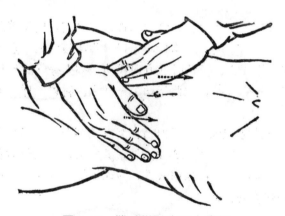

圖 6-20　雙手從髂窩向上掌揉

(2)雙拇指至上腹面部腹直肌右緣，其餘各指至腹直肌左緣（圖 21），先以拇指掌側和大魚際處的力量向左橫揉，揉後再以小指掌側和小魚際處的力量向右橫揉，如此雙手配合沿前腹壁從上向下橫揉，最後將揉力放鬆於恥骨聯合的前方（圖 22），橫揉 3～5 次後結束。

楊清山按摩經驗集

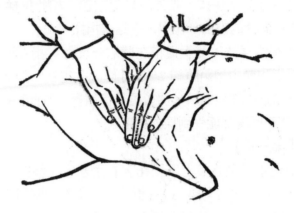

圖 6-21 沿腥直肌向下橫揉

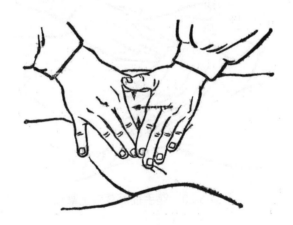

圖 6-22 橫揉結束手法

(3)右手的掌心對準臍部，左手指按在右手背上配合用力（圖23），以右手掌心周圍的高起，在臍周圍作順時針方向的揉動，掌揉7～9次後，指掌摩1～3次。

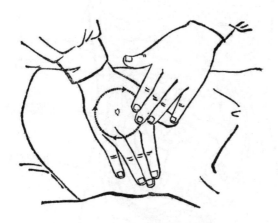

圖 6-23　臍部掌揉法

3. 指壓法（圖 24）

(1)左手 2～5 指的指腹，從右上腹部（結腸右曲）開始向下指壓，壓時以中指的指腹為中心，先向前揉推，再向後回揉，如此由淺入深向下加壓，壓力一定達到深部組織。壓後右手 2～5 指的指腹，以同樣的操作方法，迅速至左手的前方深壓，如此雙手交替壓至左上腹部（結腸左曲）為止，一般成年人共九點。

(2)雙手 2～5 指的指腹，迅速至左右胸壁下緣（圖 25），向下摩至左右髂窩，然後雙手再從腹外側垂向上將腹壁托起，托至與臍平處時，雙手從腹前壁開始，由上向下進行指掌橫揉，最後將揉力放鬆於恥骨聯合的前方，指壓，橫揉1～3次後結束。

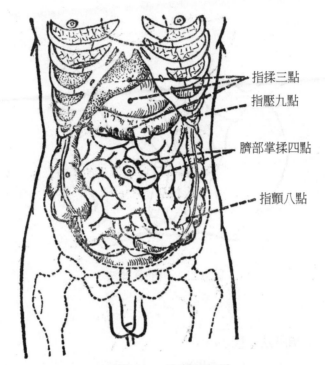

指揉三點

指壓九點

臍部掌揉四點

指顫八點

圖 6-24　腹部壓顫點

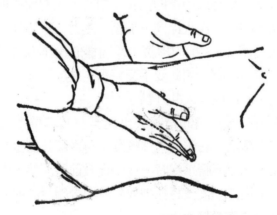

圖 6-25　沿腹外側壁向下掌揉

(3)恢復手法：指壓後雙手拇指的指腹，迅速至劍突兩旁，從此沿胸壁下緣向外下摩搓（圖 26）至左右腰區，如遇胃部疾患時，可增加摩搓的次數。搓後再以掌後緣，從劍突前面開始，向下摩搓至恥骨聯合上方，往返7～9次後結束。

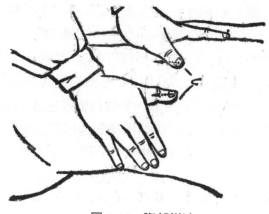

圖 6-26　腹部搓法

4. 剝離法：

是腹部術後黏連的重點手法，分深、淺部兩種操作。

(1)軟化疤痕和淺組織剝離法：是以中指指腹的側腹為中心，從疤痕邊緣向遠側揉動，實出虛回，根據疤痕的高低和長短，在疤痕周圍指揉 7～9 遍。不能直接按在疤痕上指揉，容易引起擦傷。

(2)深部組織黏連剝離法：以 2～5 指的指腹（有時用側腹），在黏連部邊緣，由淺入深，逐漸向下指揉，揉時亦是實出虛回，揉到深部後即徐徐放鬆，在黏連周圍指揉7～9遍後，掌摩 1～3 次結束。

5. 振動法：

腹部振動時要輕巧靈活，僅用掌振動和扣振動法兩種。如遇腹部脂肪肥胖的病人，應加強扣振的次數。

6. 顫動法

(1)指顫動法：在左、右腹部從上向下各選定相等距離三點，臍上、下約 2～3 寸處各選一點，共八點，操作是以 2～5 指的指腹，在各顫點上，以腕的顫力上、下顫動，每點顫 7～10 次，顫時要輕巧靈活，不能用力過大。

(2)指提顫動法：先以右手拇指的指腹至腹直肌右緣，其餘各指至腹直肌左緣，將腹前壁捏住迅速提起，再迅速放鬆（圖 27），左手以同樣的操作方法提顫，雙手交替從腹上壁開始，沿腹前壁向下提顫至恥骨聯合上方。往返 3～5 次後，指掌摩 1～3 次後結束。

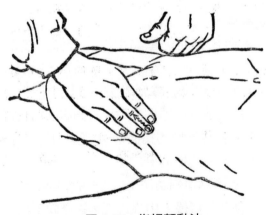

圖 6-27　指提顫動法

四、腹部按摩時間：每次 15 分鐘～25 分鐘。

第七章 頭頸部按摩手法

頭頸部是人體的重要器官，結構較為複雜、神經、血管、淋巴都很豐富，肌肉薄弱，整個外形圓而不平，疾病也較複雜，因而按摩時，要求精巧靈活，操作多用指腹和指掌面，按、摩，揉、壓等手法在一塊混合應用。甲狀腺、喉頭不能按摩，必須注意。

頭頸部按摩，分仰臥位、坐位和頸部三種手法，分述如下：

第一節 仰臥位按摩手法

一、按摩部位：

前下方至胸骨柄和鎖骨，接胸、肩部手法，後下方至第七頸椎周圍，接肩、背部手法，外下方至肩峰，接肩部手法。

二、按摩體位：

病人仰臥於治療床上，全身肌肉放鬆，頭部枕的不要過高。如有長髮必須疏鬆通順，放於枕後。醫生坐在病人頭部的後方進行操作。

三、按摩手法：

是按、摩、揉，壓等手法混合應用，概括起來分：指掌摩法、指掌揉壓法、顫動法等。

1. 指掌摩法

【第一式】

(1)左手中指的指腹，從病入鼻尖開始向上指摩（圖

1），摩至鼻根處，以食、中，環指指腹的前端稍向下按
（圖2），按後逐漸將按力衍化至指腹，然後沿額部向上
摩至髮際。

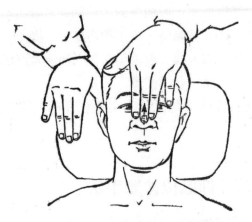

圖 7-1　指掌摩第一式開始

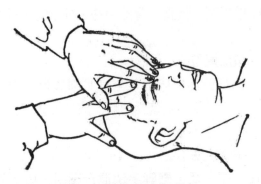

圖 7-2　指掌摩衍化手法

(2)當左手摩至前額時，右手中指的指腹，亦從鼻尖
開始向上指摩，操作方法同左手。雙手交替向上指摩1～3
次後，最後將摩力放鬆於髮際的上方。

— 172 —

(3)右手拇指的指腹，從左鼻翼開始（圖3），沿左鼻背向上指摩，摩至左眼內側角上方的陷凹處，用指腹前份向下深按，按後將摩力衍化至指腹，再繼續向上指摩，最後將摩力放鬆於額上部。

(4)左手拇指的指腹，從右鼻翼開始（圖4），沿右鼻背向上指摩，操作方法同右手。雙手交替指摩 1～3 次後，最後將摩力放鬆於髮際處。

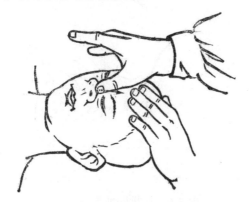

圖 7-3　指掌摩左鼻翼

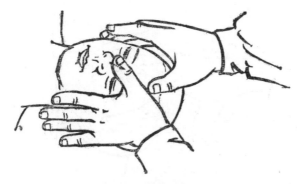

圖 7-4　指掌摩右鼻翼

【第二式】

(1)雙手中指的指腹,迅速至左右鼻翼(圖5),從此開始沿鼻背向上指摩,摩至眼內角上方的陷凹處,用拇指的指腹前份向下深壓(圖6),然後將壓力衍化給中指的指腹,再繼續向上指摩,摩至眼眉的中部時,拇指接中指的摩力(圖7),於此深壓,壓後將壓力衍化至各指,然後沿眉弓向外指摩,最後將摩力放鬆於顳部(圖8)。

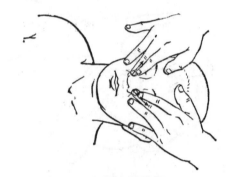

圖 7-5　指掌摩雙鼻翼

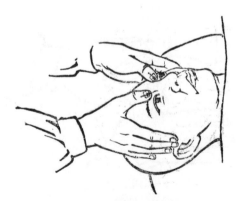

圖 7-6　指掌摩衍化手法

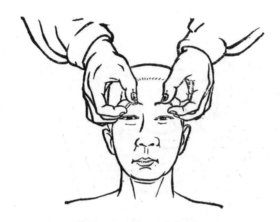

圖 7-7　指掌摩接奏手法

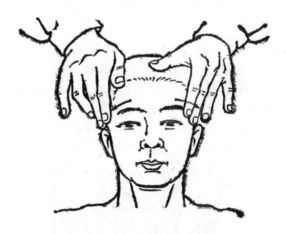

圖 7-8　指掌摩第二式結束

　　(2)雙手食、中指的指腹，迅速至眼眉的內側端，於此沿眉弓向外指摩，指摩至眼角的外側時，中指由前上向後下作半弧形的指揉，揉後食指迅速接中指的揉力，並於

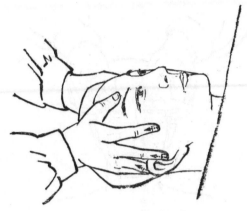

圖 7-9　指掌摩上提式

　　此深按，中指至耳前，環指至耳後（圖 9），各指均按完後，於原位指揉 1～3 次後，並用力徐徐上提，提時以醫生的深呼吸一次為一次，最後將提力放鬆於頭頂部。

【第三式】

　　(1)雙手拇指的指腹，從左右鼻翼開始（圖 10），沿鼻背向上指摩，摩至眼內角上方的陷凹處，用指峰向下深

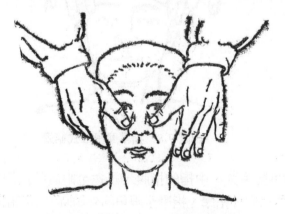

圖 7-10　指掌摩第三式雙鼻翼開始

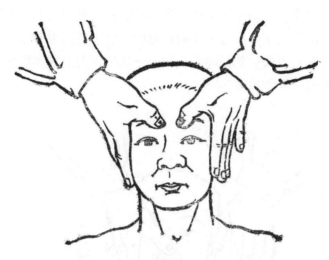

圖 7-11　指掌摩第三式衍化手法

壓，壓後再繼續向上指摩，摩至眼眉的內側端時，再用指峰向下深壓（圖 11），壓後再繼續向外指摩，如此摩壓至眉中部、顳部均用指峰深壓後，最後將摩力放鬆於耳前。

　　(2)繼上操作，雙手中指的指腹，迅速至眼眉的內側端，從此沿眉弓向外指摩，最後將摩力放鬆於顳部。

【第四式】

　　(1)左拇指的指腹，從鼻尖開始（圖 12），沿鼻背向上指摩，摩至眉間時，食、中、環指的指腹用力下按，按後以拇指的指掌面沿額部向上摩至髮際，再用力下按。此時右拇指迅速至左拇指的上方用力下按，如此雙手交替向上按到頭頂的正中處（百會穴），右拇指按在左拇指上（圖 13），雙指用力揉按 7～10 秒鐘，逐漸將按力放鬆。

　　(2)雙手 2～5 指的指腹，迅速至眉間的梢上，沿眉弓

向外指摩，經側頭部至頸外側的陷凹處（風池穴），中指在此用力深按，按後，逐漸放鬆於枕部。各指用力分開達側頭部，以醫生的深呼吸一次為一次，用力上提，最後將提力放鬆於頭頂部。

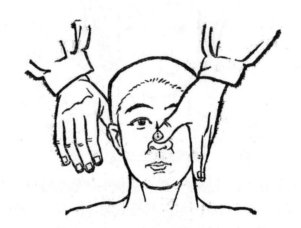

圖 7-12　指掌摩第四式開始

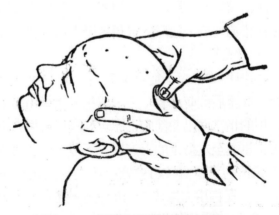

圖 7-13　指掌摩深按頭頂正中點

2. 指掌揉壓法

【第一式】

(1)雙手中指的指腹，交替從鼻尖開始，沿鼻背向上指摩，摩至眉間時各指向下深按，按後逐漸向上將摩力放鬆於額部。

(2)右拇指的指腹，從左鼻翼開始，沿左鼻背向上摩至左眼內角上方的陷凹處，以指峰用力下壓，壓後將壓力衍化給指腹，繼續向上指摩，最後將摩力放鬆於額上部。左拇指的指腹，迅速從右鼻翼開始，沿右鼻背向上指摩，操作方法同右手。雙手交替指摩3～5次。

(3)左拇指的指腹橫位從鼻尖開始，沿鼻背向上指摩，至眉間處用力深壓後繼續向上指摩，摩至髮際時，右拇指至左拇指上方用力深壓，雙手交替深壓至頭頂的正中處，用力揉壓7～10秒鐘，然後各指逐漸分開達側頭部，以醫生的深呼吸一次為一次，用力上提3～5次後結束。

【第二式】

(1)雙手2～5指的指腹，迅速至眉間的稍上，沿眉弓向外指摩，經側頭部至頸外側的陷凹處，以中指的指峰用力深壓，壓後逐漸放鬆於枕部。

(2)雙手中指的指腹，交替從鼻尖開始沿鼻背向上摩至眉間，往返3～5次，左手在左顳部扶托，右手拇指的指腹從眉間開始，沿右眉弓向外指摩3～5次後，以食、中指的指腹，在右顳部揉壓5～7次。

(3)右手至右顳部扶托，左手拇指的指腹從眉間開始，沿左眉弓向外指摩3～5次後，以食、中指的指腹，在左顳部揉壓5～7次。揉壓後雙手各指分開至側頭部，

先以指腹用力揉壓，再以醫生的深呼吸一次為一次，用力上提，提壓 1～3 次後，逐漸將壓力放鬆於枕部。

【第三式】

(1)雙手拇指的指腹，迅速至鼻背兩側（圖 14），從此沿眶下向外摩至眼的外角處，往返 3～5 次後，雙拇指先向前上（圖 15），再向後下作半弧形的揉壓，壓後將力量放鬆於耳前（圖 16）。

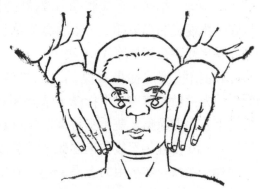

圖 7-14　指掌揉壓鼻背兩側

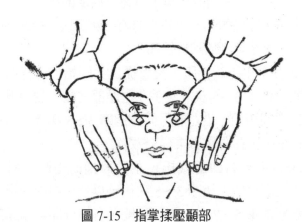

圖 7-15　指掌揉壓顳部

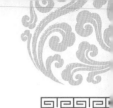

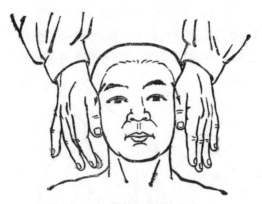

圖 7-16 指掌揉壓放鬆手法

(2)雙手中指的指腹，迅速至鼻翼的外側，先揉壓 5～7 次（圖 17），再沿此向外揉至顴面部，往返 5～7 次後，最後揉力放鬆於耳前。

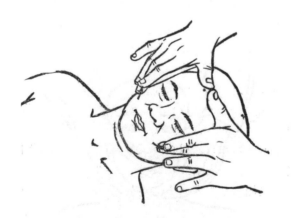

圖 7-17 指掌揉壓鼻翼外側

(3)繼上操作,中、食指的指腹,向前下伸至下頜的前正中(圖18)從此開始向外指揉,揉至相當於頦孔的淺面時,用力揉壓 3～5 次,壓後再向外指揉,經下頜體外面、頰部、腮腺的淺面,最後將揉力放鬆於耳下,往返5～7 次後結束。

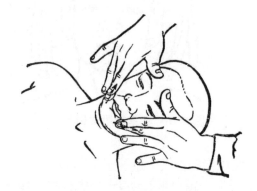

圖 7-18　指掌揉壓下頜

(4)雙手拇指的指腹,迅速至人中兩旁(圖 19),從此向外沿頰部指揉 5～7 次後,將揉力沿下頜枝、下頜角送至頸部。

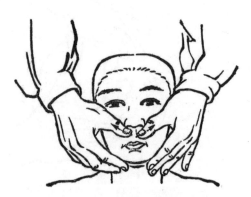

圖 7-19　指掌揉壓人中兩側

(5)繼上操作，食、中指伸至鎖骨上窩內側（圖20），在此揉壓 3～5 次後，中、環指以自然彎曲（圖21），拇指向下接替食指的壓力，而食指和其餘指則向下伸開，如為女性則越過乳房至胸壁的前下（圖 22），以指腹或拇、食指的內側緣向下揉壓，壓後指端抬起，以掌後緣在乳房上方揉壓，揉壓 3～5 次後，以手掌的尺側緣在胸大肌外緣處揉壓，壓後再以掌後緣在胸大肌的前上揉壓，揉壓 5～7 次後，在胸前壁掌摩 1～3 次結束。

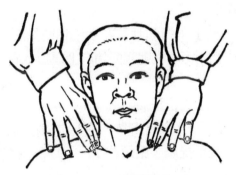

圖 7-20　指掌揉壓鎖骨上窩

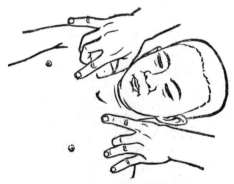

圖 7-21　指掌揉壓接奏法

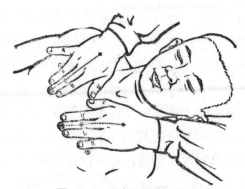

圖 7-22　指掌揉壓放鬆手法

3. 顫動法

【第一式】：指顫動法右手中指的指腹至眉間，其餘各指在中指兩旁，從前額開始向上顫動，最後將顫力放鬆於頭頂部，雙手交替顫動 7～9 次。

【第二式】；指提顫動法

(1)各指分開呈微屈姿勢，主要是以指腹接觸病區。操作時先將雙手提起，距頭約 2～3 寸高，然後交替上、下提顫（圖23）。

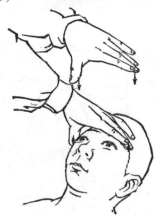

圖 7-23　頭部指提顫動法

(2)提顫先從前額開始，沿正中線向後至頭頂部，坐、臥位都可應用，提顫3～5次後，掌摩一次結束。

四、按摩時間：每次15分鐘左右。

第二節　坐位按摩手法

頭頸部坐位按摩手法，適用於頭頂部和項部疾患的病人。

一、按摩部位：

鼻、眼眶、顳部以上，後下到第七頸椎周圍，外下至肩部。

二、按摩體位：

病人休取正坐位姿式，雙手放於膝部，全身肌肉放鬆。醫生站著操作，隨著部位和手法的變化，醫生的位置也隨時改變。

三、按摩手法：

指掌摩法，指掌揉壓法，托拉法，振動法，顫動法。

1. 指掌摩法

【第一式】

(1)醫生站在病人前方，左手從右顳部扶托，右手拇指的指腹，從鼻尖開始（圖24），沿鼻背向上指摩，摩至眉間時，用指腹的前份在右眉內端深按，再用指腹後份在左眉內端深按，最後用指腹在眉間深按，按後再以指腹沿前額部，向上摩至髮際處。

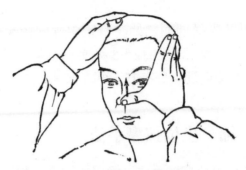

圖 7-24　坐位左拇指指掌摩法開始

(2)右手從病人左後頭部扶托，左手拇指的指腹，從鼻尖開始（圖 25），沿鼻背向上指摩，操作方法同右手，最後放鬆於髮際處，左右手交替指摩 5～7 次後，將摩力放鬆於髮際以上。

(3)繼上放鬆手法，左拇指至前正中髮際處用力揉壓，右拇指迅速至左拇指上方用力揉壓，雙手交替向上揉壓至頭頂正中處，左拇指返至右鬢髮際處，其餘指至右側

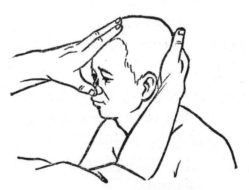

圖 7-25　右拇指指掌摩法開始

頭部扶托，而右拇指在頭頂正中處用力揉壓後，以拇指和手掌的橈側緣（指端向右），從頭頂開始，沿後頭部向下摩至枕骨下緣，在此用力加壓，然後配合左手的力量，以醫生深呼吸一次為一次，用力上提（圖26）3～5次。

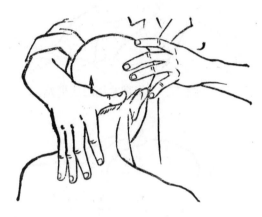

圖7-26　一式上提手法

(4)右手至前頭部扶托，左拇指的橈側緣（指端向左），沿棘突一個一個向下揉壓，當揉壓至第七頸椎橫突處，指端向下轉變方向，然後以大小魚際的力量，交替在第七頸椎周圍揉壓3～5次，最後將揉力放鬆於上背部。

【第二式】：右側頭部指掌摩法

(1)左手至左後頭部扶托，右手拇指的指腹，從右鼻翼開始（圖27），沿右鼻背向上指摩，摩至右眼內角上方的陷凹處用力深壓，壓後繼續向上摩至右眉內端時，指端向右轉變方向，再沿眉弓向右指摩，摩至右眉中部時，指端斜向右上轉變方向，並向右上指摩（圖28）至右鬢角處，往返3～5次。

楊清山 按摩經驗集

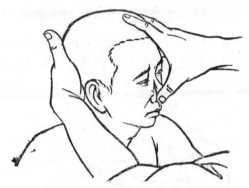

圖 7-27　指掌摩第二式開始

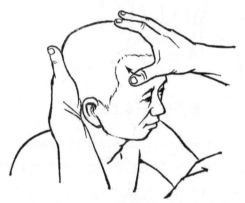

圖 7-28　指掌摩第二式衍化手法

　　(2)繼上操作，右拇指在右鬢角，其餘指至左額部扶托，醫生轉位到病人右側，此時雙手配合，以醫生深呼吸一次為一次，先向下揉按，再用力上提（圖 29）3～5次。左手移至左後頭部扶托，右拇指的指腹，從右鬢角開始向後下摩至顳部，再轉變方向，向後上摩至耳上，如此以弧形指摩 3～5 次後，右手至右前額部扶托，左手以尺側緣，在左後頭部先用力向下揉壓，然後雙手配合，以醫

生深呼吸一次為一用力上提 3～5 次。

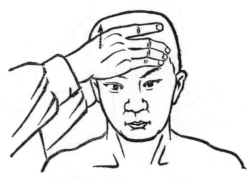

圖 7-29　二式上提手法

(3)右手至前額部扶托，左手拇指的指腹，先在右耳後方揉壓，其餘指在外枕隆突下方扶托，此時醫生轉到病人右後方，轉位後再用左拇指在乳突前緣揉按（圖 30）3～5 次，然後移至右風池處，其餘指至左後頭部扶托，此時雙手配合用力上提 3～5 次後，雙手拇指沿右項外側溝向下交替指摩（圖 31）5～7 次。

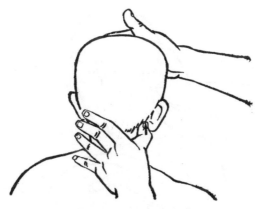

圖 7-30　乳突前緣揉按

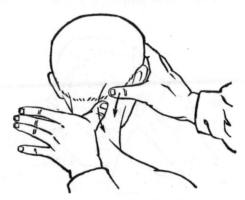

圖 7-31　右項外側溝指摩

(4)右手至右肩部扶托，左拇指的指腹，從右肩上緣開始向上指摩，經項外側溝至風池處，此時左右手配合用力伸拉（圖 32），使右項肌都能受到拉力為度。拉後右手迅速至左前額部扶托，左拇指的指腹，在左右風池間橫揉 3～5 次，再以手掌的橈側緣，在後頭部配合右手用力上提 3～5 次。

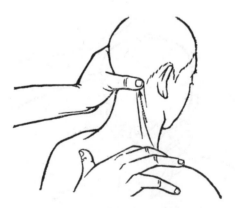

圖 7-32　伸拉右項部組織

(5)上提後，左右拇指在右項外側溝交替向下指摩 3～5 次後，左手至前額部扶托，右手的大魚際，從右後頭部開始，沿右項外側溝向下掌揉 3～5 次，最後將揉力放鬆於右肩部。雙手掌從枕部開始，沿項外側溝向下掌摩（圖33）至肩部，往返 5～7 次後，將摩力放鬆於左右肩部（圖34）。

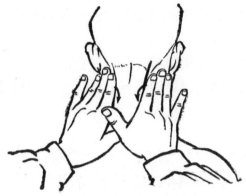

圖 7-33　頸外側向下掌摩

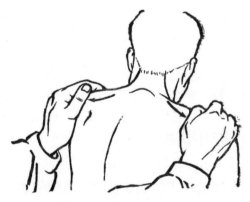

圖 7-34　指掌摩第二式結束

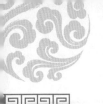
【第三式】：左側頭部指掌摩法

左側頭部的指掌摩法，操作順序和手法完全和右側相同，僅醫生轉位和操作的手與右側相反。

2. 指掌揉壓法

【第一式】；右側頭部指掌揉壓法。

(1)醫生轉位到病人的前方，左手在右後頭部扶托，右手拇指的指腹，從病人鼻尖開始向上指摩，經鼻背、眉間、額部向上指摩至髮際處，往返1～3次後，將摩力放鬆於髮際。

(2)右手至左後頭部扶托，左手拇指的指腹，從鼻尖開始向上指摩，操作方法同右手。雙手交替指摩3～5次。

(3)右手再至後頭部扶托，左拇指的指腹從左鼻翼開始沿鼻背向上指摩，摩至右眉的內側角時，指端向右上轉變方向，再沿眉弓斜向右上指摩至右鬢角，如此往返3～5次後，左拇指按在右鬢角不動，其餘指至右側頭部扶托，然後左右手配合用力，上提3～5次後逐漸放鬆。

(4)上提後，左拇指的指腹迅速至右眉外端的稍上方深壓，其餘各指至右側頭部扶托，右拇指從後頭部移至右鬢角的稍內側（圖35），雙拇指從右鬢角向外下交替搓摩至耳前，越快越好，搓摩5～10次後，右手迅速至左後頭部扶托，左手至右側頭部配合右手用力上提，上提3～5次後，逐漸將提力放鬆。

【第二式】：左側頭部的指掌揉壓法。

左側頭部的指掌揉壓法，除醫生轉變體位和操作的手與右側相反外，其餘方法均同右側。

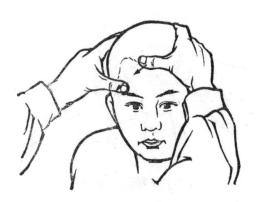

圖 7-35　指掌揉壓右鬢搓摩法

【第三式】

(1)雙手拇指的指掌面，迅速至前額部（圖 36），從前額的正中開始，向外指摩至顳部，從顳部再摩至耳前（圖 37），往返 3～5 次後，雙手拇指的指腹，迅速至左右鬢角，其餘各指至側頭部，雙拇指從左右鬢角開始，沿側頭向上摩至頭頂的正中處，此時 2～5 指分開，以指腹在後頭部不同部位用力揉壓，壓後再沿側頭部向前揉至顳部（圖 38），如此往返摩揉 3～5 次。

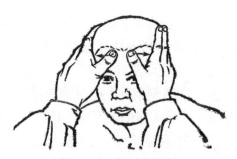

圖 7-36　額部指摩開始

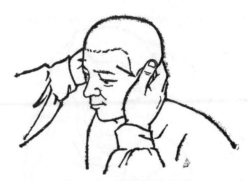

圖 7-37　額部指摩結束

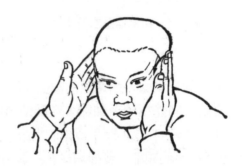

圖 7-38　摩揉側頭部

　　(2)繼上操作，左手 2～5 指從右顳部，將揉力交給右拇指，此時右手在左側頭部扶托，而左手的尺側緣迅速至右枕部，雙手配合用力，先向下揉，再用力上提，揉提 1～3 次後，醫生轉位到病人右側。

　　(3)右手的尺側緣在額部扶托，左拇指至右枕部，其餘各指至左枕部，沿枕兩側向下揉至風池處（圖 39），此時拇指和中指的力量對稱在左右風池處揉壓，揉壓 3～5 次後，醫生轉位到病人背側，雙手的指腹，沿枕部兩側向下搓摩至項部，往返搓摩 3～5 次後，將搓摩力放鬆於肩部。

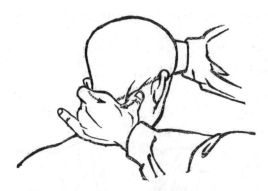

圖 7-39　指揉風池

【第四式】

(1)醫生轉位到病人前方，雙手中指的指腹，先按在眉內端的稍上方（圖 40），然後其餘指配合，以指腹沿眉弓的稍上向，外指揉，經顳部最後將揉力放鬆於耳上，往返 3～5 次後，醫生再轉位到病人背側，以拇指的指腹在頭頂正中用力向下揉壓，其餘各指在側頭部的不同部

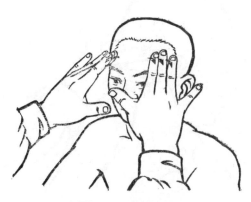

圖 7-40　額部指揉

位，用力向下揉壓（圖41），壓後再用力沿側頭部向後作波浪式的上下揉提，最後將揉提力放鬆於枕部（圖42），往返3～5次後，雙手的尺側緣，在側頭部先用力向下揉壓，再用力上提3～5次，提後雙手在側頭部向後指掌摩1～3次。

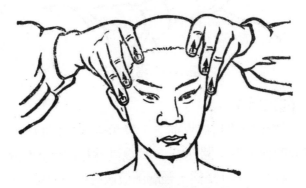

圖7-41　側頭部指揉

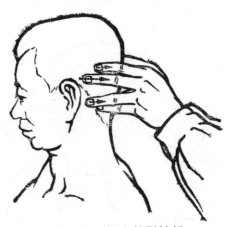

圖7-42　揉力放鬆枕部

（2）繼上操作，左手的摩力交給右拇指，右拇指接受摩力後先按在左風池處，此時右中指迅速按在右風池處，醫生轉位到病人左側，左手至前頭部扶托，右拇、中指的指峰在風池處用力揉壓，壓後再用力上提，提壓3～5次後，醫生轉位到病人後方，雙手指的掌面，從枕部開始，沿頸外側溝向下搓摩3～5次後，將搓摩力放鬆於肩部。

（3）醫生轉位到病人右側，右手至前頭部扶托，左手的大魚際從右枕部開始，沿右頸部（圖43）向下揉至右肩部，往返3～5次後，根據需要醫生可轉位到病人後方，在肩上緣、胸鎖乳突肌前緣、斜方肌外緣等處交替彈剝。醫生再轉位到病人右側，右手至前頭部扶托，左手的虎口前緣至枕部用力向下揉壓（圖44），壓後再用力上提3～5次，然後以左手的指掌關節橈側，沿棘突一個一個地向下揉壓，最後將壓力放鬆於第七頸椎周圍。

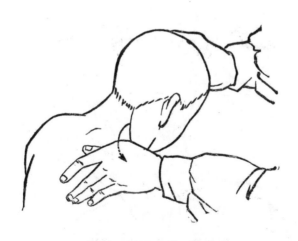

圖 7-43　掌揉右頸部

(4)醫生轉位到病人後方，雙手的指掌面，從頸外側溝向下掌摩 3～5 次後，左手迅速至前頭部扶托，右手拇指的指腹，在第 1～2 頸椎間用力下壓（圖 45），再用力

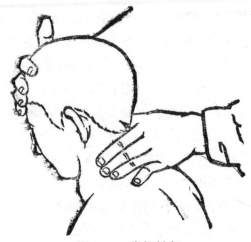

圖 7-44　掌揉枕部

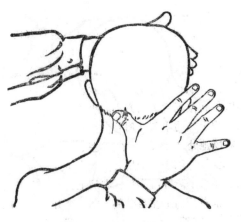

圖 7-45　頸正中向下揉壓

上提 3～5 次，然後沿各棘突向下揉壓至第七頸椎周圍。左手離開前頭部，雙拇指交替沿棘突揉壓 3～5 次後，雙手的指掌面至枕部兩側，沿頸外側溝向下用力搓摩 3～5次。再以雙拇指的指掌面和大魚際，從第七頸椎的兩側開始（圖46），向外指掌揉 3～5 次。

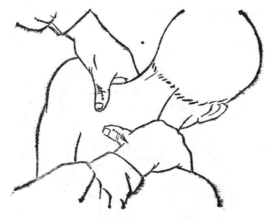

圖 7-46　第七頸旁向外掌揉

【第五式】

(1)醫生移位到病人右側，左手在右肩背部扶托，右手的大魚際，在肩前和胸前壁掌揉 3～5 次。右手再至肩前扶托，左手的大魚際，在肩背部掌揉 3～5 次。最後將揉力放鬆於腋下。根據病情可在斜方肌外緣彈剝 3～5次。

(2)醫生轉位到病人後方，右手在右肩部固定，左手

拇抬的指腹，在右肩上緣的中部（肩井），用力揉壓1～3次，再從此向上揉至右風池處（圖47），此時左手中指亦至左風池處，右手換到前額部扶托，雙手配合用力，先向下揉壓再用力上提，提壓1～3次後，右手離開前頭部至右肩上扶托，左拇指至第七頸椎右側，沿頸椎右側向上揉至枕部，右手離開肩上，以右拇指的指腹，從第七頸椎右側開始，向上揉至枕部，雙手交替指揉3～6次後，最後將揉力向外放鬆於肩部。

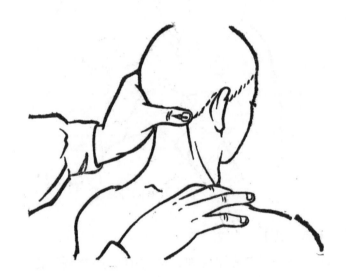

圖 7-47　右項指揉法

(3)醫生轉位到病人前方，雙掌後緣從枕部開始，沿頸椎兩側向下揉至肩上部，往返3～5次後，醫生轉位到病人後方，左手至前額部扶托，右手的橈側緣至外枕隆突的下方，雙手配合用力上提3～5次後。再沿棘突向下揉

至第七頸椎周圍。

(4)繼上操作，左手至肩前扶托，右手掌從第七頸椎右側開始，沿脊柱向下揉至胸壁下緣，往返 3～5 次後，再在右胸背部掌摩1～3 次結束。

【第六式】

左側指掌揉壓法的操作順序和手法和右側相同，僅醫生轉位和操作的手和右側相反。

【第七式】

(1)醫生轉位到病人右側，右手拇指的指腹至右顳部，中指的指腹至左顳部，左手拇、中指的指腹至右手拇、中指的上方（圖 48），雙手定位後，先用力下壓，然後再沿頭頂部向後揉至枕部、頸部（圖 49），最後放鬆於第七頸椎周圍（圖 50）揉壓 3～5 次後結束。

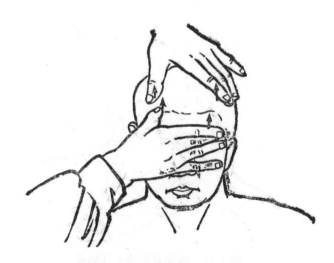

圖 7-48　指掌揉壓第七式前額開始

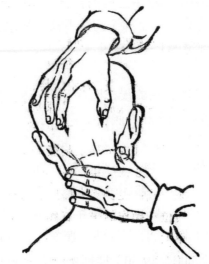

圖 7-49　指掌揉壓第七式揉經頭頂

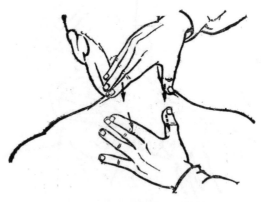

圖 7-50　指掌揉壓第七式結束

　　(2)醫生轉位到病人前方，雙拇指的指腹從眉間開始，沿眉弓向外指摩至顳部（圖51），然後指端向前下揉壓（圖52）再向後下揉壓，最後將揉壓力放鬆於耳上（圖53）。

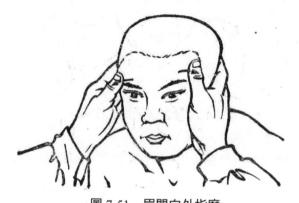

圖 7-51　眉間向外指摩

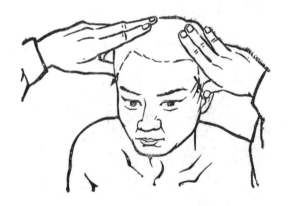

圖 7-52　拇指顳部揉壓

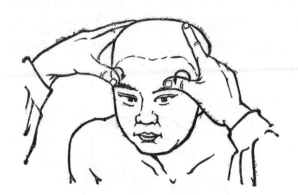

圖 7-53　揉力送至耳上方

(3)雙手的大魚際，迅速從後頭部的兩側開始，沿頸的外側溝（圖 54）向外下循回掌揉，最後將揉力放鬆於肩背部（圖 55），往返掌揉 3～5 次後結束。

(4)醫生轉位到病人後方，雙手在肩上緣彈剝 3～5 次後，掌摩 1～3 次結束。

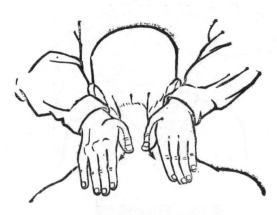

圖 7-54　掌揉頸外側

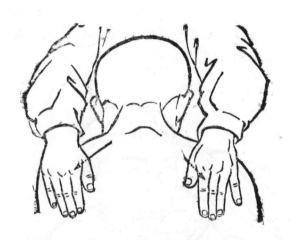

圖 7-55　揉力放鬆於肩背部

3. 托拉法

(1)醫生轉位到病人右側，右手掌至下頜部扶托，左手在後頭部固定（圖 56），雙手配合徐徐用力，先使頭

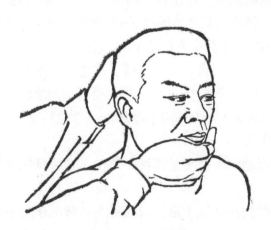

圖 7-56　托拉預備式

向右作逆的針方向環轉三次，再以右手的力量將下頜向右拉動（圖 57），使頸部組織能受到轉拉力為度，轉拉時不可用力過猛，以防拉傷組織。

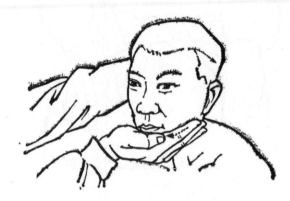

圖 7-57　向右托拉頭部

(2)醫生移位到病人前方，左手指端向左在枕部提拉，右手指端向後，在左肩上部推拉（圖 58），使左項的組織能受到拉力為度，提拉 3～5 次後，再用同樣的方法提拉右項部，兩側交替提拉 3～5 次後結束。

(3)醫生轉位到病人後方，雙手掌從枕部兩側開始，沿頸外側溝向下搓摩 3～5 次，再以雙拇指的掌面，從第七頸椎外側開始，沿脊柱向下搓摩 3～5 次後結束。

4. **振動法**

(1)拳振動法：雙手呈半握拳姿勢，在肩背部交替振動。

(2)掌振動法：以手掌的尺側緣在肩背部作上下交替振動。

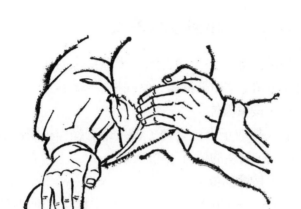

圖 7-58　推拉左頸部

(3)扣振動法：雙手呈半曲姿式，在肩背部上下交替扣。

5. 顫動法

(1)掌顫動法：一手扶托，另一手的尺側緣，在肩背部和脊柱兩側作左右顫動。

(2)指提顫動法：雙手呈半曲姿勢，從前頭部開始，沿頂部、枕部、頸部、肩背部等，作上下交替提顫。顫後指掌摩1～3次結束。

四、頭部坐位按摩時間：每次 20 分鐘左右。

第三節　頸部按摩手法

　　頸部按摩手法，適合頸部組織疾患的病人，如頸椎綜合征、頸部軟組織損傷、落枕和後頭部疾患等。

　　一、按摩體位：

　　病人採取正坐位姿勢，醫生站著操作，隨部位和手法的改變，醫生的位置也隨時改變。

　　二、按摩部位：

　　從後頭部開始，下方至第七頸椎以下，下外至肩部。如果伴有上肢症狀患者，可加上肢常規按摩手法。

　　三、按摩手法：

　　分常規手法和重點手法兩種。

　　1　常規手法：

　　指掌摩法、揉法、指壓法、指彈法、指撬法、彈剝法、轉拉法、顫動法和振動法等。

　　(1)指掌摩法：分雙手和單手操作兩種。

　　雙手操作：雙手的指掌面，從患者枕部兩側開始，沿項外側溝向下掌摩至第七頸椎周圍，再從第七頸椎兩側向外掌摩至肩關節背面：向下轉變方向，最後將摩力放鬆於腋下，往返3～5次。

　　單手操作：醫生移位到病人側方，一手在肩前扶托，另一手在肩背部掌摩，方法部位同上，兩側交替掌摩3～5次後結束。

　　(2)揉法：按部位分：掌揉法、指揉法、指掌揉法和前臂揉法等四種。

　　掌揉法：醫生站在病人側方，一手在肩前扶托，一

手從肩關節背側開始，向內揉至脊柱稍外，用同樣的方法將肩背部揉遍即可。再從肩峰處開始，沿肩上緣向上揉至風池處，往返數次後，一手在肩關節背面扶托，另一手從肩關節前面開始向內揉至胸前，再向下轉變方向揉至胸壁下緣，最後將揉力放鬆於腋下。往返3～5次後結束。

指揉法：分單手和雙手操作兩種。

單手操作：一手扶托，另一手拇指的指腹，從枕部開始向外揉動，實出虛回，如此沿脊柱外側從上向下揉至第七頸椎外側。

往返數次後，再以同樣的方法在對側指揉。

雙手操作：拇指在一側其餘各指在一側，以各指的指腹和指掌面，從左右風池開始，沿正中線稍外向下揉至第七頸椎周圍，雙手交替指揉3～5次。

指掌揉法：一手扶托，另一手的大魚際從一側上項部開始，向下外揉至肩上部，再從第七頸椎稍外，向外揉至肩背部，最後將揉力放鬆於腋下。兩側交替指掌揉3～5次。

前臂揉法：一手在肩前扶托，另一側的前臂從肩背部開始向內臂揉，最後將揉力放鬆子腋後壁。兩側交替揉動3～5次。

(3)指壓法：一手在前頭部扶托，另一手拇指的指峰，沿後正中線向下，在各棘突和棘突間向前深壓，尋找壓痛點。壓後再在棘旁從上向下深壓，尋找壓痛點。找到痛點後，用指揉送到痛點周圍。如遇棘突向後高起，可在贏起外向前用力揉壓，使後突復位。

(4)指彈法：是骨關節和軟組織重定的主要手法，多

用於脊柱側突、關節錯位和肌痙攣等情況。側突指彈時，一手在頭部扶托，另一手拇指的指腹，在突起部，先以指腹後 1/3 處定位，再逐漸將力量移至指腹的中 1/3，並向對側深壓，壓後迅速彈起。

(5)指撬法：多用於脊柱前突，操作時在頸側部，兩側交替進行；即一手在前頭部扶托，另一手拇指的指腹，在突起的側部，先以指腹的前 1/3 處定位，再向前下深壓，壓後迅速向後撬起。

彈、撬法可從上向下，或從下向上，或上下交替操作，根據病情定級量，一般每次操作5～7次即可。

(6)彈剝法：單手或雙手操作都可，多用在肌緣處。即拇指和基餘指對稱捏住肌緣，先用力提起再迅速放下，使肌肉受到彈力為度。

(7)托拉法：一手在病人後頭部固定，另一手在病人下頜部的前正中扶托，雙手配合用力，使頭向左右旋轉，轉後再徐徐向側方拉動。拉時不能用力過速過猛，以免發生拉傷。

(8)顫動法：以手掌的尺側緣，在頸背部和肩背部交替掌顫。如遇肌肉疾患，可在肩上緣進行提顫。

(9)振動法：是恢復手法，在肩背部用拳、掌等走法交替振動，使各組織起到緩解作用為度。振後指掌摩 1～3次結束。

2. 重點手法：

是指在頸部患各種不同類型的疾病時，特用的手法。如骨質增生、頸椎曲度改變、椎間隙變窄等，可加重指壓、彈、撬等手法，如軟組織病變明顯時，可加重揉、

彈、剡等手法。按摩次數亦要加多。如伴有上肢疾病時，加上肢常規按摩手法。操作時從上肢按起，然後在頸部按摩。

四、頸部按摩時間

一般 20 分鐘左右，加上肢手法在半小時以上。

第二編　臨床治療

第一章　外科疾病

第一節　腰椎間盤突出症

病　因

多由外傷引起，如挑、抬重物時突然扭腰，或慢性勞損，或因腰椎 4～5、腰 5 骶 1 在日常生活中受壓最重，加上椎間盤本身退行性變，間盤彈性逐漸減退，腰部著涼後，使韌帶和肌肉緊張，促使萎縮的椎間盤纖維環破裂。此病多見於 20～40 歲之男性患者，大部分有外傷史。

症　狀

1. 腰痛：多為突發的，也可逐漸出現。急性病例，疼痛非常劇烈，活動受限，休息後疼痛減輕，如不及時治療轉為慢性，疼痛反覆發作。

2. 腿痛：放射性一側腿痛是此病的典型症狀之一。多數病人先腰痛，經一段時間後出現腿痛，有的與腰痛同時出現，痛先自臀部，向下沿大腿後側，小腿外後側至足外側和足趾；咳嗽、噴嚏或大便用力時均使疼痛加重。久病者多有主觀麻木區，局限於小腿外側、足背、足跟或足

蹠部。

3. 腰椎外形及活動：病程短，症狀輕者腰椎外形無明顯改變，反之多有改變，脊柱側彎，凸側多為病側，極少數在凹側，腰椎生理前突減小或消失，腰部活動受限，一般向患側側屈受限。直腿抬高試驗，患腿為陽性。此檢查對於此病的診斷有決定性的意義。

4. 跗趾背伸力減弱。

5. 腰部和下肢的表現：在患側腰椎 4～5 或腰 5 骶 1 椎間隙有明顯壓痛，壓迫時感覺放射到患側臀部和下肢，常感覺小腿肚鱉脹，行走時更甚。小腿外側及諸趾皮膚發麻。如病程長，患側下肢常並有不同程度的肌張力降低，或肌肉萎縮等。必須和健肢比較，用帶尺測量其周徑說明。

治 療

【部位】腰部和下肢。

【體位】病人俯臥，腹下墊一棉墊，全身肌肉放鬆。

【治療順序】從患肢足趾開始向上經小腿，大腿，臀部至腰部止。

手 法

一般以一輕級，二中級、三重級，七次以後定療程的常規手法，就是適應手法，觀察其療中的反應而後再定出療程。

常用幾種手法；

1. 指掌摩法。

2. 指掌揉、前臂揉、掌橫揉法。

3. 指壓或肘壓法。

4. 彈法：用指腹後 1/3 或掌根部操作，適用於脊柱前突者。

5. 撬法：施用撬法前，必先在對側肌肉行揉法，使肌肉鬆弛後再撬。用拇指指腹後 1/3 操作，或掌根部對準凹陷處向‧上撬，撬時要有彈性，適用於脊柱側彎。

6. 剝法：用拇指指腹前 1/2 剝，有時和撬法同時應用，多用於胸腰椎骨質輕度增生者。

7. 拉法：用於腰部為托拉，用於下肢各關節分轉拉、屈拉，此法可緩解肌緊張。

8. 搓法：左手在背部固定，右手掌在腰部橫位搓，搓 120～160 次最好。

以上第 4～7 種手法為整形手法，適用於椎骨關節部位。重點手法為指壓、彈、撬、剝法等，根據病情選擇應用。如晚期出現小腿後，或足部麻木、酸、脹症狀時，多合併患肢肌肉鬆弛或萎縮，此症多用輕手法指掌揉，可提高肌張力，使運動神經興奮性增高。

操作順序

1. 一手從踝關節的前下扶托，另手拇指從患側拇趾開始指摩，至足跟向上經小腿、膕窩指掌摩，因操作側向上，扶托的一手也隨之向膝關節部位移動，掌摩至大腿後面，將摩力放鬆於臀下部，雙手交替操作各 1～3 次結束。

2. 一手同上部位固定，另手拇指指腹從各趾端開始指揉，按同上部位行指掌揉或掌揉，最後將揉力放鬆於臀部的外下方，往返 3～5 次。

3. 醫生站在病人的側方，雙手指向下，手掌向上，

以指和掌的力量，作對稱性的向上揉，從小腿向上揉至大腿根部時，一手在髖關節扶托，另手將揉力放鬆於臀部結束。

4. 一手在踝關節的前下固定，另手拇指指峰在各趾關節蹠面，足心前部深壓為第一點，在足心、跟腱兩側的陷凹處深壓為第二、三點，其餘各指配合用力，壓後將壓力推送至小腿後面。

繼之在小腿三頭肌稍下深壓為第四點，在膕窩中央及兩側深壓為第五點。此時一手移在膝關節外側固定，另手沿大腿後正中（殷門穴）深壓為第六點；繼之在臀大肌下緣的中點深壓為第七點，壓後將壓力衍化至大魚際，以掌揉法放鬆於痛點的周圍。雙手交替指壓 3～5 次後，掌摩一次結束。

5. 接續腰部常規按摩手法，醫生站在患者左側，雙手從兩側臀外上方開始，向上至腰部掌摩，然後將摩力放鬆於腹股溝部。掌摩 3～5 次後，一手在臀外側扶托，另手從臀外上開始掌揉，以大小魚際部位的揉力，沿腰背外側向上反覆掌揉，雙手各揉一側，每側揉 5～7 次，將揉力放鬆於雙側腋窩結束。如體胖患者，可用前臂揉法。

6. 一手在臀上部扶托，另手拇指指峰沿脊柱兩側從骶椎向上至腰椎各椎間指壓或肘壓、壓後再進行指揉，可雙手交替進行。或雙手拇指指峰，在腰椎兩側，上下反覆指壓，尋找壓痛點，找到痛點後，以掌揉法緩解壓痛。如用肘壓時，先左手在腰部扶托，右肘關節從腰部開始，向下揉壓，經患側腰臀部斜向外下，揉壓至大轉子上緣止，先壓後揉，揉壓結合，壓後掌揉 1～3 次結束。

7. 根據病情選用彈、撬、剝法於腰椎病變部位，操作完後用搓法於腰部，左手在背部固定，右手掌在腰部作橫位搓法，搓 120～160 次後以指掌摩結束。

8. 讓病人換體位成仰臥，行屈轉拉法，醫生一手握於患足的踝關節前方，另手從膕窩上方扶托，以握踝關節的提力將下肢提起，以另手換成右前臂的力量，將大腿向前屈膝，屈髖成 90 度左右，以前臂托力將髖關節向內，向外各旋轉三次，轉後迅速向前將下肢拉直。醫生再換步轉到病人足底對側，一手握住病人的足跟，另手在（足背）扶托，以臂力向前內、前外、前上牽拉，後輕輕將下肢放於治療床上，全部治療結束。

病程長者，手法多，療程長，療效差，反之則少、短，高。

【治療時間】：

每次 20～25 分鐘，隔日治療一次。

療程：21 次為一療程，按病情定療程。

在太鋼尖草坪醫院觀察 73 例中，痊癒 16 例，占 22%；顯效 20 例，占 27.4%，好轉 36 例，占 49.3%；無效 1 例，占 1.3%。

典型病例一

【患者】：張××，男性，46 歲，炊事員。

【病史】：

腰及右腿痛三年多，原因不明，咳嗽或腹壓增加時疼痛加重，彎腰受限，久走久站患肢劇烈蹩脹痛，影響工作。

【檢查】：

脊柱外形輕度向左側彎，腰椎第 4～5 右側椎旁有明顯壓痛，患肢肌肉張力低，下肢抬高試驗左 80 度，右 65 度。X 光拍片所見，腰椎骨質輕度增生，腰椎 4～5 椎間隙變窄。印象：腰椎間盤突出症。

【治療】：

1973 年 3 月 20 日行按摩治療，從患肢至腰部，中級手法，以掌揉法、指揉法、前臂揉法為主，配合拉法、撬法。隔日治療 1 次，每次 20 分鐘，第一次治療後，患肢蹩脹痛減輕，腰部輕鬆感，行走方便。

3 月 22 日、24 日第二、三次治療後，患肢蹩痛銳減，可久走。加強以上手法力量，指揉和前臂揉起止痛作用；掌揉幫助肌肉恢復張力，配合拉法可使患肢功能活動恢復正常；撬法可幫助矯正脊柱側彎。

治療至第六次時，臨床症狀基本消失，僅留右足跟外側酸困，其他（一）。

4 月 7 日為第七次最後一次治療，療後檢查。腰部活動自如，角度均在正常範圍，左右下肢抬高試驗，各 90 度，腰椎 4～5 右側椎旁壓痛消失，停止治療。

1975 年 11 月 19 日隨訪：

自按摩治癒後，返原籍參加工作至今，僅去年秋季，因參加重體力勞動扭及腰部，當時未經治療，休息兩天自癒。

【檢查】：腰及雙下肢活動功能正常，久走久站，擔水均無不適感，偶爾遇冷，下肢右外側困感，其他（一）。

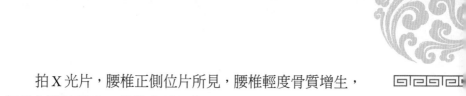

拍 X 光片，腰椎正側位片所見，腰椎輕度骨質增生，腰椎各間隙等寬，其他未見異常。

典型病例二

【患者】：胡××，女性，35 歲，幹部。

【病史】：

1962 年 11 月無原因發現腰背酸痛，並向右下肢放散，前彎腰症狀明顯，病後四個月出現右下肢麻木，逐漸活動受限。曾經對症治療，效果不鞏固。

【檢查】：

腰椎 2～5 棘突右側有壓痛，以腰椎 4、5 右側椎旁壓痛最顯著，站立時右膝屈曲，右足跟不能著地。腰部活動：前屈 20 度，後伸及左側彎正常，右側彎 10 度；下肢抬高試驗：左 90 度，右 30 度；腱反射和踇趾背伸力：右側弱，X 光片所見。腰椎生理前突消失，腰椎 4、5 椎間隙變窄。印象：腰椎間盤突出症。

【治療】：

1964 年 9 月行按摩治療，中級手法，以指掌揉法從足趾開始至腰背部為治療區，隔日 1 次，每次時間 30 分鐘，痛點部位用指揉、指壓法可緩解痛點，掌揉法可緩解肌緊張，配合俯臥位屈拉法，因俯臥位下肢屈拉法拉力小，可緩解臀部及膕窩部位的痛點，並幫助恢復患肢活動功能。此法連續治療九次，疼痛和活動功能好轉。

從第十次治療，加重指揉和掌揉的力量，原為雙下肢治療，從此次改為雙下肢交替治療，用以好代壞的方法，幫助患肢恢復活動功能。共治療 20 餘次，症狀基本

消失，停止治療。恢復工作，並能參加勞動。

1975 年 11 月 3 日隨訪：

病人主訴：自按摩治癒後，11 年來從未復發。曾於 1971 年 11 月一次從 1 公尺多高窗臺上跳下，當時引起腰痛，又於 1973 年因腰部受涼引起腰痛，症狀都很輕，持續症狀時間短，稍一治療幾次即痊癒。

【檢查】：腰椎和骶椎無壓痛，腰部活動均在正常範圍；下肢抬高試驗：左、右各 90 度：跟腱反射，拇趾背伸力左右相同都屬正常。X 光拍片，腰椎正側位所見：腰椎生理前突恢復正常，椎間隙等寬。

典型病例三

【患者】：梁××，女性，29 歲，工人

【病史】：

1970 年 7 月發現腰痛伴左下肢外側痛，麻木，並有燒灼感，受涼後疼痛加重，走路時左足麻木無力，症狀逐漸加重，於 1974 年 5 月住太鋼尖草坪醫院治療，行牽引和理療，效果不著。

【檢查】：

腰椎 2～5 棘間有壓痛，脊柱左側彎，下肢抬高試驗：右 80 度，左 30 度；患肢肌肉張力低，左比右下肢長約 3 公尺。X 光拍片，腰椎正側位片所見：脊柱左側彎，腰椎 3、4 間隙變窄。

【治療】：

於 1974 年 5 月 17 日行按摩治療，中級手法，初開始以掌揉法為主，緩解肌緊張和恢復肌張力，配合剝法和撬

法矯正脊柱側彎，輕拉法用於患肢可緩解下肢麻木和疼痛。

5 月 27 日第五次治療後，疼痛好轉，走路時麻木感減輕。

治療至第十三次後，腰及患肢麻木和燒灼感消失，走路左足稍有麻木。

共治療 15 次，腰椎 2～5 棘間壓痛消失，脊柱側彎明顯好轉，患肢肌張力明顯恢復，下肢抬高試驗：左右各 90 度，左比右下肢長度近相等。

1975 年 11 月 17 日隨訪：

分娩第 18 天。

從按摩治癒後，一直堅持工作，曾在妊娠 6～7 月期間復發腰腿不適，經對症治療 20 天痊癒無影響工作。

【檢查】：原腰及患肢壓痛點消失，活動功能正常，雙下肢長度相等，抬高試驗：左右各 90 度。X 光片，腰椎正位片：腰椎側彎基本消失，腰椎 3・4 椎間隙等寬，其他未見異常。

典型病例四

【患者】：裴××，男性，46 歲，水暖工人。

【病史】：

腰痛 3～4 年。有扭傷史。又於 1976 年 4 月份因搬重物扭傷腰部，疼痛，活動受限，疼痛日漸加重並向左下肢放散，經各醫院確診為腰椎間盤突出症，牽引，對症處理後，症狀銳減，可下床活動；2～3 個月後因一次猛力拉門又扭傷腰部，腰及左下肢症狀明顯加重。又經某中醫按

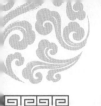

摩正骨幾次，囑病人回家作劇烈、反覆多次的腰部活動，雙手十指交叉下腰至雙足背部、踢腿、蹲下，站立等，在一次療後感到骶部有撕裂樣疼痛，同時出現大便困難，小便瀦留。經某醫院檢查發現左下肢萎縮，左大腿前後側皮膚淺感覺減弱，因尿瀦留前後導尿共三次。引起泌尿系感染，服藥後過敏，陰囊脫皮。

【檢查】：

心肺無徵，腹部平軟，肝脾未觸及，腹部無壓痛，未觸及腫物，陰囊脫皮呈片狀。

腰椎 4、5 左側椎旁壓痛明顯，左臀外、小腿下 1／3 處，五趾均壓痛（++），左側腰部肌肉裹痙攣狀，左臀和左下肢肌肉萎縮，肌張力明顯減低，左大腿前後側皮膚淺感覺減弱，臥床不起，右髖有褥瘡，腰骶部皮膚有燙傷。

神經系統檢查：

肛門反射消失，提睪反射存在，雙膝腱反射正常，左跟腱反射減弱，直腿抬高試驗：左 40 度，右 70 度。

X 光片腰椎正側位：

腰椎 4～5 椎間隙變窄，腰椎 4～5 椎體後緣及前唇骨質增生。

患者一直大便乾燥，稍服藥後腹瀉，由 1 次／2～3 日，變為 3～4 次／日，停藥即便乾，腰腿痛以夜間為重，影響睡眠。每日約服止痛藥 20 片，每夜注射止痛劑兩支。只能右側臥位，雙下肢屈曲狀。

【治療】：

於 1975 年 8 月 20 日行按摩治療，輕手法，以指掌揉

為主要手法，先治療患肢肌萎縮及左腰部肌痙攣，指揉、掌揉可緩解痙攣，每次 30 分鐘，隔日 1 次。

1～3 次先治療左下肢及左臀部，從足趾開始，以上手法均為此部位的手法。

3 次以後，輕、中級手法交替使用，增加腰部治療，以掌摩掌揉、脊柱指揉止痛，指揉以配合呼吸而達到止痛目的。3 次治療後，疼痛可控制，停止注射和口服止痛藥，大便近正常。

第 5 次治療，除以上手法外，加指壓法，解決脊柱後突症狀，配背部和健肢治療，隔日 1 次；並掌橫揉恥骨上，幫助恢復排尿功能。

第 7 次治療後，暫停 10 天觀察變化，經 10 天觀察無不良反應，繼續治療。

第 8 次治療改中，重級手法交替治療，配合下肢轉拉法，其他手法同前。療後右髖褥瘡痊癒，腰及左下肢疼痛基本消失，但深壓髂後上棘及左腰椎 4～5 仍痛；小便可自行控制。

第 10 次治療後，可坐在床上活動，左腰部肌痙攣明顯緩解，腰及左下肢活動範圍增大，患肢可伸直。

第 15 次後，除上述手法外，背部加前臂揉法，脊柱後突消失。睡覺可左側和仰臥位，雙下肢可伸直。

第 20 次治療後，中、重級手法，以掌揉和指壓法為主，著重治療腰部，療後病人能下地走十幾公尺遠路，途中不休息。

治療至 30 次時，病人可扶樓欄杆上、下樓，左臀及左下肢肌萎縮進一步恢復，腰及左下肢活動功能正常，壓

痛點仍有微壓痛。

共治療 34 次，存在症狀；左側股內收肌，左陰囊感覺麻木，久走後局部下墜感，目前正進行治療，除以上手法外，加用彈法於左股內收肌肌腱，緩解下墜感疼痛和麻木；腰部肌痙攣處加用掌顫動法，以助局部肌肉恢復正常張力。

第二節　急性腰扭、挫傷

病　因

多由於工作中腰部急劇扭轉、或被衝撞，或搬運、抬重物時用力不當，或因某種原因，腰部失去平衡，或用力過猛損傷腰部軟組織。局部可有輕度出血和胖脹。

症　狀

腰部有劇烈疼痛，坐臥、翻身，深呼吸均痛，腰肌痙攣，活動受限；腰部有明顯壓痛，局部皮下常有出血呈青紫狀。個別患者疼痛放射一側臀部及下肢。

治　療

【部位】：臀及腰部。

【體位】：同腰椎間盤突出症。

【手法】：一般用輕，中級手法，體弱、或病情重、年齡小甩輕手法；成年人多用中，重級手法。

常用手法：

1. 指掌摩法

2. 指掌揉，前臂揉法

3. 指壓，肘壓法

4. 托拉法

操作順序

和腰椎間盤突出症腰部治療相同。

【手法注意點】

(1)先以指掌摩法予對稱點（患側和健側的關係、對稱點指健側），後治療患側，各 3～5 次，繼用掌揉或前臂揉予痛點周圍 5～7 次，再行指壓或肘壓予痛點處 1～3 次，每次壓後將壓力放鬆於痛點周圈，以揉法緩解痛點，反覆 3～5 次後，用指掌摩法結束，最後用托拉法結束治療。

托拉法操作：

雙手掌扶托於左右髂前上棘，然後左手使軀體向右翻動，右手使軀體向左翻動，以左右擺動腰部 3～5 次達到固定雙髂部位，然後迅速向後上托拉，使腰部軟組織都能受到拉力，托拉 3～5 次結束。

(2)手法以掌揉為主，揉時注意四周的平衡量。

(3)指壓或肘壓動作要徐緩，強度以病人能耐受為準，禁止在痛點最敏感處重壓。

(4)如有韌帶撕裂，局療腫脹有瘀血，壓痛點特敏感，摸時肌痙攣明顯者禁用拉法。

【治療時間】

每次 15 分鐘，每日 1 次，病程在 1 週以上者，每次 20 分鐘。每日或隔日 1 次。

在太鋼尖草坪醫院共觀察急性腰扭傷 55 例。痊癒 23 例，占 41.8％；顯效 20 例，占 36.4％；進步 12 例，點 21.8％，沒有無效的。

典型病例一

【患者】：李××，男性，24歲，工作。

【病史】：

因勞動時不慎扭傷腰部，疼痛較重，活動受限。於1974年9月4日來診。

【檢查】：

腰部挺直，腰肌緊張，腰椎4～5兩側壓痛明顯，腰部活動：前屈10度，後伸5度，左右屈近正常。

【治療】：

於1994年9月4日行按摩治療，腰部中級手法，以掌揉法和指揉法為主，輕微配合拉法，掌揉可緩解肌痙攣；指揉法用於腰椎痛點周圍可起止痛作用。配合托拉腰部起放鬆作用。治療20分鐘結束，當時病人可行動自如。

9月6日第2次治療，手法同上，腰部痛點基本消失，腰部活動，前屈90度，後伸30度，左右屈正常。

為了鞏固治療，9月8日治療最後1次，症狀消失，功能完全恢復正常，痊癒。

並囑其經常加強腰肌鍛鍊，預防復發。

典型病例二

【患者】：尹××，男性，54歲，幹部。

【病史】：

因抬重物扭傷腰部3天，疼痛較重，活動受限。於1974年9月29日來診。

【檢查】：

腰肌緊張，腰椎 3～4 左側椎旁壓痛明顯，左臀點，膕窩壓痛明顯。腰部活動：前屈 15 度，後伸 10 度，左屈 10 度，右屈 15 度。

【治療】：

1974 年 9 月 29 日行按摩治療腰部，配合左下肢治療，輕、中級手法，指掌揉法，配合仰臥位拉法，指壓法用於腰部痛點區。

治療 3 次後，疼痛緩解，活動範圍增大。

治療至第 5 次時，腰部疼痛消失，左臀膕窩壓痛點也消失。腰部活動：前屈 90 度，後伸 30 度，左右側屈各 20 度。

10 月 11 日為第 6 次治療，至第 11 次止，這後 6 次為鞏固治療。痊癒後囑其適當加強腰肌鍛鍊，以防復發。

第三節　慢性腰肌勞損

病　因

多由於積累性的韌帶或肌肉撕裂傷，或急性腰扭傷，挫傷後缺乏充分與及時的治療，或常因腰部組織固定某種不良姿勢，使腰肌和韌帶經常處於緊張狀態引起腰痛。凡屬慢性腰痛，無坐骨神經痛，又非骨質病變一般稱為「腰部勞損」。

症　狀

發病緩慢，病程較長，病人自覺腰部軟弱無力，酸脹不適，困痛、久站久坐痛重、休息後好轉、勞累後加

重。

檢查時，腰部無明顯體徵，無固定壓痛點，肌張力正常，活動不受限；久病者，肌張力不同程度降低，表現下肢肌肉鬆弛。

治　療

【部位】：臀部至腰部，或腰部配合下肢。

【體位】：病人俯臥，腹下墊一棉墊，免枕，全身肌肉放鬆。

【手法】：一般青壯年用中、重級手法；年老或體弱者用輕、中級手法。

1 指掌摩法

2 指掌揉法

3 掌揉或前臂揉法

4 叩振動法

5 搓法

操作順序

從足趾開始逐漸沿足跟向上、經小腿後、膕窩、大腿後，臀部至腰部為治療順序。

一般由足趾至大腿後為一治療區，再由大腿根部經臀至腰為一治療區，其分界區以衍化手法來接續治療，不能間斷手法。

具體操作可參考急性腰扭傷及腰椎間盤突出之相同的手法。

注意事項

(1)治療時選擇應用輕、中、重級手法，必須結合病人年齡、病程、體質，尤其下肢肌肉張力低，考慮病人耐

受程度，如超過負荷量，會起不良作用。

(2)病程長，出現下肢肌張力低的，配合下肢治療，其他均為腰部治療。

(3)禁用拉法。

(4)感覺遲鈍的患部，注意不要揉破皮膚。

在太鋼醫院觀察 48 例。痊癒 11 例占 22.9％；顯效 16 例占 33.3％，好轉 20 例占 41.6％，無效 1 例占 2.07％。

典型病例一

【患者】，李××，女性，37 歲，打字員。

【病史】：

腰背痛半年餘，勞累後加重。

【檢查】：

脊柱輕度左側彎，腰背部無固定壓痛，肌張力稍降低。

【治療】：

1973 年 10 月 17 日行按摩治療，輕、中級手法交替應用，因患者體質虛弱，以掌揉法和指揉法為主，掌揉可消除肌肉疲勞；指揉法可緩解痛點部位。

10 月 22 日第 3 次治療後，疼痛明顯好轉，繼用以上手法，共治療 7 次停止，疼痛消失，並囑其加強腰背肌鍛鍊。

1975 年 11 月 15 日上午隨訪：

自按摩治癒後，一直堅持工作，症狀未復發，其他正常。

典型病例二

【患者】：李××，男性，55 歲，幹部。

【病史】：

左下肢痛 3 個月，行走困難。四、五年前因左側腰腿痛，曾住院牽引與石膏圍腰固定治療，症狀好轉，常有困感，此次無原因引起左下肢痛。1974 年 5 月 17 日來診，拄拐杖行走。

【檢查】：

脊柱輕度右側彎，兩髂後上棘下緣壓痛（+++），腰及左下肢肌肉張力明顯降低，左臀、左膕窩壓痛（++），腰部活動正常，抬離試驗：左右各 80 度。

【治療】：

於 1974 年 5 月 17 日第一次治療，腰部及左下肢中級手法，以掌揉法和指掌揉法為主，配合患肢轉拉法。

5 月 20 日，22 日第二、三次治療後，疼痛明顯減輕，已不拄拐杖行走。

5 月 24 日至 6 月 5 日治療至第八次，重點手法掌揉兩髖及腰骶部，指揉痛點周圍，使其止痛，恢復肌張力，下肢轉拉法可恢復下肢活動功能。

於 6 月 7 日不慎又扭傷腰部 1 次，症狀明顯加重，又經五次治療恢復正常。共治療 13 次，再未復發。

第四節　落　枕

病　因

多由於身體衰弱，過度疲勞，或睡眠時受風寒侵襲

或低頭工作，頸肌慢性勞損。

症　狀

頸項部酸脹痛、強直、頭部不能轉動，動則疼痛加重，有牽拉痛感，怕冷喜熱，疼痛可擴散至肩背部或肩胛部，並有明顯壓痛。如不及時治療，症狀可持續數日，個別患者經常易反覆發生，和精神緊張，過度疲勞有關。

治療

【部位】：從患側肩峰至耳後（枕骨結節外側）及肩胛間部。

【體位】：病人取坐位，醫生站在病人患側或背側進行治療。

【手法】：一般用中級手法，重點為揉法。

1. 指掌摩法
2. 指掌揉法或指揉或掌揉
3. 指壓
4. 拉法
5. 掌顫動法

操作順序

一手固定三角肌部位，一手從肩峰開始指掌摩，摩於肩背部，肩前，將摩力放鬆於腋窩。3～5 次後，換手法指掌揉法，從肩峰揉至頸椎患側，用大小魚際力量揉3～5 次後用指壓從風池穴開始壓為第一點，第七頸椎旁（患側）為第二點，肩胛內角為第三點，肩井穴為第四點，岡下窩為第五點，依次指壓完五點後，再衍化為指掌揉，揉至肩前，肩背部放鬆於腋下，再揉 3～5 次後結束。再行拉法；一手固定後頭部，一手掌按於患肩，兩手

相等力量同時迅速拉 3～5 次，然後換手固定再拉健側，為對稱的拉法，拉後掌揉一次放鬆與肩外側，繼之用雙手拇指從肩胛骨內側緣，由上往下指摩 5～7 次，右手在雙肩部行掌顫動法，顫動數次後掌摩一次結束。

【治療時間】：每次 7～10 分鐘，每日 1 次。

一般治療 3～5 次，最多 7 次可痊癒。

典型病例一

【患者】：焦××，男性，24 歲，軍醫。

【病史】：

頸項部酸痛，不能轉動，穿衣困難已兩天，自覺與睡眠受涼有關。

【檢查】：

肩頸部肌緊張，壓痛明顯。

【治療】：

主要手法：頸部中級手法，以指掌揉法為主，配合指壓和輕轉法。

第一次療後，症狀明顯好轉，兩次症狀消失。

典型病例二

【患者】：張××，男性，42 歲，幹部。

【病史】：

兩天前早晨起床後，頸扭轉不便，並有疼痛。

【治療】：

一次按摩治療後，症狀全部消失。

手法同前。

第五節　肩關節周圍炎

病　因

肩關節周圍炎又名凍結肩，中醫稱為漏肩風，是肩部的常見病。一般多發生在 40 歲以上。多由於肩關節周圍軟組織炎症性黏連所致，多屬於慢性退行性變化，因此，與肱二頭肌腱腱鞘炎、岡上肌腱炎、肩峰下滑囊炎、局部受風寒，外傷，或重複性勞損有關。

症　狀

此病可突然或緩慢發生，病程可達數週或半年以上，日久，可使關節活動受限。

1. 疼痛與壓痛：多為緩起，少數有急性發作，病程數週，數月甚至更長，疼痛性質多為鈍痛或酸痛，以夜間為重，活動加劇，睡眠時不能取患側臥位，壓痛多在肱二頭肌長腱溝部，三角肌前後緣或岡下肌，岡下肌附著點處均有不同程度的壓痛。

2. 活動受限：肩部活動逐步受限，尤以上臂外展、外旋、圭舉及過度內旋手背觸腰部受限為甚，有的病人不能穿（脫）衣服和梳頭，洗臉等，日久肩關節成「凍結狀」。

3. 肌萎縮：因疼痛，廢用，故肩部肌肉萎縮，尤以三角肌、岡上肌、岡下肌為明顯。

治　療

【部位】：上臂中部或手指末梢開始，經肩部到耳後枕骨結節外側，肩胛間，前面相當於鎖骨下窩至腋下止。

【體位】：患者取坐位，醫生坐或站於病人前外側（45度角）進行治療。

【手法】：一般用中級手法，如年老、體弱、局部病變嚴重的可用輕手法治療數次（3～5次）觀察再改換中級手法。

1. 指掌摩法。

2. 掌揉或前臂揉法。

3. 指壓或肘壓法。

4. 轉拉法。

5. 振動法和顫抖法。

操作順序：和肩關節軟組織損傷相同。

注意事項

(1)治療前不僅看肩部肌肉變化，還要看手指，手掌大小魚際肌肉萎縮情況，如有萎縮治療從手指至肩部，並以輕手法開始，以後逐漸改為中級手法。可幫助整個上肢肌肉恢復功能。

(2)壓痛點的消失情況和療效有關，肢體活動的高低標誌，如遠端痛點消失快，療效高，反之則低。故在治療中指壓法為重點手法，隨醫生呼吸運動進行指壓，吸氣時用力，呼氣時放鬆，這樣虛實的指壓才能使痛點消失快，而且功能恢復好。

(3)如痙攣宜用掌揉或前臂揉，並注意痙攣部位四周的揉力要平衡。

(4)關節黏連：以轉拉及撥筋法為主，達到剝離黏連的目的。轉拉時一定按病人關節生理活動範圍並注意醫生和病人的體位角度，視病情定轉拉角度，切忌不可粗暴拉

力過大，損傷組織。

(5)按摩時禁揉腋下淋巴結，防止療後淋巴結腫大影響療效。

【治療時間】：

每次15～20分鐘，根據病情決定每日或隔日1次。

按病程長短，體質強弱及年齡定療程。

在太鋼尖草坪醫院觀察肩周炎50例，其中痊癒3例，占 6.1%；顯效 19 例，占 43.9%；有效 19 例，占 43.9%；無效 3 例，占 6.1%；有效率為 93.9%。

典型病例一

【患者】：曹××，男性，57歲，幹部。

【病史】：

1974 年 11 月份突然感覺右肩關節疼痛，活動受限。無外傷史，既往有風心病史，二尖瓣狹窄，閉鎖不全。體質較弱。

【檢查】：肩部肌肉張力減低，活動功能：前屈 60 度，後伸 15 度，內收 10 度，外展 10 度，上舉受限，呈半強直狀。壓痛點：三角肌下緣，肩前壓痛較明顯（++），岡下窩壓痛最痛（+++）。

【印象】：右肩關節周圍炎。

【治療】：

於 1975 年 3 月 3 日行肩部按摩，隔日 1 次，共治療 17 次。除常規手法外，重點手法為揉法，和轉法。

3 月 3 日第 1 次治療用輕手法，治療時間 20 分鐘，療後症狀變化不大，無其他反應。

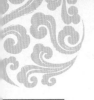
3月5日第2次治療，改為中級手法，第一、二次施用手法以揉法為主，適當配合轉法，在行轉法時，以不引起病人疼痛為原則。

3月7日第3次治療時，病人兩個痛點（三角肌下緣、肩前）有所減輕，岡下窩壓痛如故，手法同第2次。

3月10日至17日共治療四次，揉法的力量增大，轉法逐漸加大角度，三角肌下緣和肩前的痛點消失，岡下窩痛點明顯減輕，肩部活動功能有提高，肌張力有所恢復。

7次治療後，因病人外出，停止治療1週，回來後繼續治療。

從第八次至第17次，仍用中級手法，除揉法的力量和轉法的度數逐漸加大外，又加指壓法，指壓時配合醫生深吸氣，放鬆時配合醫生的呼氣，此法為緩解痛點的手法。停止治療後，患肩痛點全部消失，功能基本恢復正常。

1975年12月1日隨訪：

自停止治療後，肩部活動功能逐漸恢復到正常，檢查上舉180度，外展90度，前屈90度，後伸40度。勞累後僅感肩前部微痛，其他無不適。

【註】：此患者治療手法，始終不用拉法。

典型病例二

【患者】：朱××，男性，53歲，幹部。

【病史】：

1967年1月出現左肩關節痛，逐漸發展左上肢酸困無力，伸屈困難，無外傷史，體質較好。

【檢查】：

肩部肌肉張力增高，肩部活動；前屈 50 度，後伸、外展受限，呈半強直狀；壓痛點：四點即肩峰，三角肌止點，風池穴處均為（＋＋），岡下窩最痛（＋＋＋）。

【印象】：左肩關節周圍炎。

【治療】：

於 1975 年 5 月 20 日行按摩治療。每日治療 1 次，每次 20～25 分鐘，共治療 17 次。

5 月 20 日第一次治療，用中級手法，除常規手法外，以揉法和拉法為主要手法，拉法中以屈肘拉肩法和托肘拉肩法為重點治療手法，但拉法在第一次力量要適當。至第 5 次治療均與第一次相同，僅在時間上從第 3 次延長至 25 分鐘。

從第六次開始，改為重手法治療，並適應將屈肘拉肩法加大力量，各壓痛點均明顯減輕，外展可達 45 度。

至第九次時，同前手法，外展至 70 度，上舉達 140 度。至治療結束時，疼痛消失和功能恢復均達 80％。

停止治療後外出工作，兩月後患者來信講，症狀全部消失，肩部活動功能已完全恢復正常。

【註】：此患者治療手法主要為拉法。拉法是解決功能活動的手法；指壓和指揉是消失痛點的手法。

典型病例三

【患者】，宋××，女性，45 歲，幹部。

【病史】：

雙肩關節痛已 9 個月餘，先右肩痛後左肩痛，痛劇時

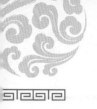

夜間不能入睡，右肩比左肩痛重，活動逐漸受限。曾經其他治療效果不著，在 1 次按摩後，劇痛 4 天。

【檢查】：

雙上肢肌肉張力降低，肩部活動：前屈右 70 度、左 80 度；後伸右 20 度、左 30 度；外展右 30 度、左 70 度。壓痛點：肱二頭肌長頭腱附著處（++），前臂伸肌起點（++）。根據病史和檢查印象雙肩關節炎。

【治療】：

1975 年 7 月 1 日行按摩治療，隔日 1 次，中級手法，除常規手法外，以指掌揉法，配合轉拉法。因來診時，曾經其他治療所形成新的痛點，故以指揉法解除此痛點，先定七次治療。

7 次治療後，幾個痛點有明顯減輕，但功能恢復慢。又因有更年期症候群症狀，故手法不易快速增加，只能緩慢加量，療程長。共治療 20 餘次。壓痛點基本消失，功能恢復正常。

於 1975 年 12 年月份隨訪：

自按摩治療後，症狀一直未復發，雙肩關節活動功能正常。

典型病例四

【患者】，李××，男性，58 歲，幹部

【病史】：

雙肩關節疼痛，活動完全受限已半年，無外傷史，站在桌前抬手拿菸都不能，生活不能自理。

【檢查】：

雙肩關節肌肉萎縮，以三角肌、肱二頭肌、岡上、下肌明顯，肩部活動受限呈凍結狀，壓痛點呈對稱性，肩峰、肩前、岡上窩、岡下窩壓痛均（+++）。

【印象】：凍結肩。

【治療】：

1973年10月17日行按摩治療雙肩部，開始輕手法，以揉法為主，適當配合轉法。隔日治療1次。

10月24日第四次治療改為中級手法，揉法以肩關節周圍為重點，緩解肩關節周圍組織黏連，加大轉拉的力量。前三次治療後，病人疼痛緩解，出現自動輕微活動。此法治療至第九次時，因故停止治療，同時囑咐病人加強肩關節的功能鍛鍊。壓痛點大部分消失，功能恢復到50％。

1975年11月7日隨訪：

自停止按摩後，每天堅持雙肩關節功能鍛鍊，逐漸恢復雙肩活動功能，鍛鍊至半年左右的時間，雙肩功能完全恢復正常，身體較療前健壯，至今再未發現異常。

典型病例五

【患者】，王××，男性，60歲，幹部

【病史】：

騎自行車不慎摔倒在地，傷後左肩疼痛活動受限，經各種治療，效果不顯著，病程已半年。既往失眠10年，慢性氣管炎。

【檢查】：

左肩肌肉張力稍低，肩部活動：被動活動尚可以，角度小，疼痛嚴重。壓痛點：喙突及左肩後（++）印象；外傷性左肩關節周圍炎。

【治療】：

於 1974 年 5 月 22 日行按摩治療，開始輕手法，以揉法為主，配合輕轉法，定為隔日 1 次治療，共治療七次。

5 月 24 日第 2 次治療改為中級手法，重點揉肩胛骨周圍和肩前，輕轉慢拉。

5 月 27 日第 3 次治療，患者主訴疼痛和功能有所好轉，療後反應正常，故至第 7 次未改手法，漸次漸增揉力和轉拉角度，結束治療時，壓痛點基本消失，肩部活動功能恢復正常。

1975 年 12 月 6 日隨訪：

自按摩治療後，肩部未出現其他症狀。功能檢查。前屈 90 度，後伸 35 度，外展 90 度，上舉 180 度，其他無徵。

典型病例六

【患者】，劉 ×：男性，52 歲，幹部。

【病史】：

1971 年 8 月洗澡時跌倒，當時左橈，尺骨骨折，左肩挫傷，隨著骨折復位固定，肩部活動逐漸受限。

【檢查】：

肩部肌肉及手掌大小魚際均有程度不同的肌萎縮，肩部活動呈半強直狀；壓痛點：肩前、肩後、岡下窩壓痛

（++）。

【治療】：印象：創傷性左肩關節炎。

1973 年 1 月 27 日行按摩治療，因左腕為骨折固定後遺功能不好，治療面積增大（由手指末梢至左肩背部）。第一次用中級手法，以揉法和轉拉法為主。中級手法用 3 次。

2 月 21 日第四次治療改重手法，揉法加重力量，尤其揉至岡下窩時，因指掌揉達不到深部組織，改為肘關節下方尺側肌肉肥厚處揉，此法可加深揉力，緩解疼痛點，因前 3 次症狀變化不顯著，僅疼痛減輕。

至第十四次均為重手法，重點手法為轉拉，以屈肘拉肩為主，角度較大。在 5～9 次當中，壓痛點明顯好轉，肩部活動功能角度大幅度增加；10～14 次為鞏固治療，力量不增加，但轉拉法逐漸增幅度。結束治療時檢查：肌萎縮好轉，壓痛點基本消失；上舉達 180 度，前屈 90 度，後伸 35 度，外展 90 度均在正常範圍。

1975 年 12 月 1 日隨訪：

自按摩治癒後，肩部活動一直正常，遇陰雨天時，肩前部稍感不適發困，其他無徵。

典型病例七

【患者】：楊××，女性，58 歲，主婦。

【病史】：

1969 年發現右肩前冷感，逐漸上臂及前臂疼痛，影響功能，尤上舉困難，梳頭洗臉不能自理。

1972 年 9 月份發現房性期前收縮，心跳為 104 次／

分,每跳 4～6 次出現一次期外收縮。

【檢查】:

中等體質、虛胖、心跳 76 次/分,每心跳 3 次,有一次期外收縮;血壓 20/13KPa。肩部前屈 50 度,上舉 90 度,外展 10 度;局部肌肉鬆弛無力,壓痛點:以肩前,岡上窩、岡下窩明顯(++)。

【印象】:右肩關節周圍炎。

【治療】:

於 1973 年 3 月 3 日第 1 次治療,輕手法以揉法為主,配合輕轉法,治療 20 分鐘。

3 月 5 日第 2 次治療時,感覺第一次療後有困痛反應,其他正常,仍用輕手法治療,觀察病情變化。

3 月 7 日第 3 次治療,因困痛消失改為中級手法,多揉,轉動時適當配合拉力,但注意不影響心跳改變為原則。此法連續使用,共治療 10 次,疼痛顯著減輕,活動範圍增大,僅上舉變化慢,只上舉 110 度,其他活動正常。

1975 年 12 月 3 日隨訪:

自按摩停止後,疼痛一天比一天減輕,肩部功能逐漸恢復正常,至 73 年夏季至今,肩部一直未痛,活動自如,說明按摩的遠期療效較高。

🏵 第六節　四肢關節軟組織損傷

四肢關節軟組織損傷,是外傷性疾病,是指皮膚、皮下組織、筋膜、肌肉、肌腱,韌帶和關節囊的損傷,臨

床上常見有兩種。

(1)挫傷

鈍力或重物打擊、擠壓所致，此類損傷當時局部就可發生淋巴和血液滲出，表現為傷部腫脹、皮膚青紫，皮下淤血和顯著壓痛。嚴重者可以有肌纖維斷裂及深部血腫，知覺異常。

(2)扭傷

一般多在關節附近的組織，因關節受到外力的作用，超出其正常活動範圍而引起的損傷。韌帶、關節囊、肌腱可能部分斷裂，形成局部腫脹和皮膚青紫，關節活動障礙。

現將臨床常發生於肩、肘、腕，髖、膝、踝等部位軟組織損傷分述如下：

一、肩關節軟組織損傷

病　因

一般常因工作時肩部過度負重、或肩關節活動過劇、強力牽拉、扭轉，或外物直接撞擊肩部，以致肩關節筋膜受傷。

症　狀

損傷輕者僅有局部疼痛感，肩關節活動可能無影響；嚴重者肩部疼痛較甚，可能有輕度紅腫，可出現不同程度的功能障礙，局部壓痛點明顯存在。

鑑別診斷

此病與肩部骨折及肩關節脫位鑒別：骨折時可有明顯的紅腫出現，疼痛非常劇烈，怕受震動，在患部輕微按

壓時，病人疼痛難以忍受，活動功能基本消失。肩關節脫位時，肩部（三角肌部位）出現平坦肩，在腋下可摸到肱骨頭，患側肘部不能靠近前胸，手不能搭到健側肩部，肩關節活動功能喪失。

此病與肩關節化膿性炎症早期鑒別，如化膿性炎症早期，有體溫升高，局部炎症表現明顯（紅、腫、熱、痛）。

治　療

【部位】：從患側上臂中部開始，經肩部到耳後枕骨結節外側，患側肩胛骨下角，前面相當於鎖骨下窩至腋下。

【體位】：患者取坐位，醫生站或坐於病人前外側（45°）角進行治療。

【手法】

1. 指掌摩法
2. 掌揉法或前臂揉法
3. 指壓法或肘壓法
4. 轉拉法
5. 振動法和顫抖法

操作順序

1. 術者先以左手掌摩從患肢上臂中部內側固定，另手從患肢上臂中部開始掌摩至肩峰，再分別摩於肩前肩後之治療部位，最後將摩力放鬆於腋下。雙手交替掌摩1～3次後結束。

2. 繼用掌揉法，順序同上，以拇指掌側和大魚際，向後上方掌揉，經肩部向後正中線，至肩胛骨下角向前揉

至鎖骨下窩，以掌後緣將揉力放鬆於腋下，反復掌揉 3～5 次。

3. 摩、揉後用指壓法，先以左手固定上臂，右手拇指指峰在肩部指壓痛點，共九個痛點，一般先壓肩關節的前內（第一點），肩關節外後（第二點），肩峰（第三點），沿肩峰向上至項外側正中間（第四點），風池穴（第五點），第七頸椎（第六點），肩胛骨後緣向下（第七點），岡下窩（第八點），肩前鎖骨中點的下方（第九點），以上幾點可反覆指壓，壓後壓力不能放鬆，以指掌揉法將壓力送到痛點周圍，緩解局部的疼痛。

4. 轉拉法：醫生站在病人的左前方與病人成 45 度角的位置，雙手進行操作，以左手握住患手拇指側，右手握住患手的 2～5 指，按肩關節生理活動範圍轉拉，按順時針方向環轉三次，迅速向後上方提拉，使肩前部肌肉受到牽拉為度；然後醫生換體位，將患肢向前作逆時針方向環轉三次，迅速向前上方提拉，使肩後部肌肉受到牽拉為度，繼之向外上方提拉上肢，使肩關節下部肌肉受拉為度，再向下拉動，使肩關節上部肌肉都受到拉力為度。

5. 拳振動法：轉拉後，將患肢放鬆於原位，醫生雙手呈半握拳姿勢，在肩部周圍進行交替振動，振時要有彈性。

6. 顫抖法；繼上操作在同部位以左手在肩前扶托，用右手尺側緣進行掌顫，或兩手交替操作。最後醫生右手握住患手 2～5 指，使患肢呈自然垂直位，醫生下蹲呈騎馬式，迅速將患肢向前後顫抖，使患肢肌肉放鬆，顫抖後，掌摩肩部1～3次結束治療。

以上重點手法是揉法和轉拉法。

注意事項

1. 揉時注意平衡量，原則是痛點部位不能先揉壓，先揉腫脹之四周，然後用拇指指腹壓於腫脹中心，壓力以病人耐受為度，漸將壓力衍化為指揉向四周擴散至超出腫脹面積，再衍化為指掌揉，將揉力放鬆於四周，後再揉對稱點，注意對稱點揉力要相等，此揉法可使出血面擴散，吸收，腫脹消退。轉拉時動作要輕巧，按病人活動範圍為度，避免強拉硬轉再損傷軟組織。

2. 一般用中級手法，如年齡小、體質弱者可用輕手法。

【治療時間】：每次 15～20 分鐘，每日 1 次。

二、肘關節軟組織損傷

病　因

常因路面不平、或雨後地滑不慎跌倒，手掌或肘部猛力著地，或突然猛力伸展手臂失當（如扔手榴彈，打網球時）或肘部撞傷，或托重物上臂扭轉過度損傷肘關節軟組織。

症　狀

肘部紅腫疼痛，活動時疼甚，肘關節伸屈活動不同程度障礙。

鑑別診斷

需與肘關節脫位和骨折鑑別：脫位時，關節維持在半屈曲狀態，不能伸展，尺骨鷹咀突向肘關節上方凸出；骨折時局部顯著腫脹、劇痛，活動功能喪失。

治　療

【部位】：由前臂中部開始，經肘部至上臂中部。

【體位】：患者取坐位，患肢放於治療桌上並墊以襯墊，醫生對坐於患肢，進行治療。

【手法】：中級手法，體弱幼小者輕手法。

1. 指掌摩法

2. 掌揉法

3. 指壓法

4. 轉拉法

【重點手法】：掌揉法、關節面部位多用指揉法。

操作順序

(1)指掌摩法：左手從前臂內側固定，右手從前臂中部背側開始指掌摩，摩至上臂中部後，兩手交替操作3～5次。

(2)掌揉法：繼上操作衍化為掌揉，部位方向同上，先以右手固定患肢，左手以掌根和大魚際接觸病區揉動，呈環形向上有節奏的掌揉，以肘關節腫脹的局部為中心，先揉四周，上下左右均以同等量的揉力於四周，各往返3～5次後，拇指在腫脹的中點，漸向深部和周圍組織擴散揉力，將揉力放鬆於病區四周結束。雙手交替掌揉3～5次後，再衍化為其他手法。

(3)指壓法：左手在腕關節上方固定，右手拇指指峰在前臂背側深壓（相當於手三里穴位）為第一點，肱骨外上髁和鷹咀突之間的陷溝內深壓為第二點，在肘窩的前外側（曲池穴）深壓為第三點，在肱骨內上髁的後上方（尺神經淺面）為第四點，在鷹咀突的後上方為第五點，根據

病情需要，左、右手可交替固定和指壓，各指壓 1～3 次後，以指腹將壓力揉送到痛點周圍，進行掌揉。

(4)轉拉法：左手扶托肘關節的內上方，右手握住患手的 2～5 指，向內側作半環形旋轉，動作徐緩平穩，使肘關書作屈伸、旋前和旋後動作，然後將前臂向前外拉直旋轉，拉力要適當，不宜過猛，最後掌摩 1～3 次結束。

注意事項

轉拉時的固定手法要準確，拉時力量要均衡，拉的角度和方向禁忌逆行強拉，按摩於肘關節腫脹部位，注意其四周的平衡量。

【治療時間】：每次 10～15 分鐘，每日 1 次。

三、腕關節軟組織損傷

病　因

多由於跌撲時手掌撐地，運動時腕部用力過猛，托物過重所致，或長期積勞，也可引起腕部「傷筋」。

症　狀

傷後腕部疼痛，輕度腫脹，腕關節活動時，疼痛加劇，或活動受到障礙，握力減弱。如屬傷筋，腕部酸軟無力。

鑑別診斷

腕骨骨折後，疼痛劇烈，腕關節活動顯著障礙，並在活動時有摩擦感，但一般骨裂難以鑑別，應依靠 X 光確診。

腕部脫位，症狀明顯，腕關節屈曲，不能背伸，手指屈伸障礙和感覺減弱，此病臨床較少見。

治　療

【部位】：從手掌中部開始，向上至前臂中部。

【體位】：患者取坐位，患腕放於治療桌上，醫生對坐于患側，進行操作。

【手法】：

1. 指摩法

2. 指揉法

3. 指壓法，指按法

4. 轉拉法

5. 顫抖法

操作順序

(1)先用指掌摩 法於掌腕背側和掌側，左右手交替固定和指掌摩各1～3次。

(2)繼之以同樣部位或方向行指掌揉法，右或左手固定，另一手拇指指腹作環形揉動，固定手法和揉力要相等，當揉至上臂中部放鬆時，將揉 力衍化至食指，雙手交替指掌揉3～5次後結束。

(3)左手固定，右手拇指指峰有髖關節從尺側向橈側指壓，再稍向上方（外關穴）的指壓，找到痛點後，壓力不能放鬆，用指腹將壓力揉送到痛點周圍。痛點也是重點治療區。

(4)轉拉法：左手輕握患腕上方，右手握住患手 2～5指，以左手力量，將腕關節向內、外各旋轉三次，後輕拉，使髖關節周圍的組織都能受到拉力最好。或醫生一手固定髖關節屈側，另一手五指與患手五指交叉固定，作屈拉5～7次後放鬆，以活動關節為主。

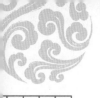

(5)顫抖法：醫生一手握住患者的拇指，另一手握住患者的小指，然後以幅度小，頻率快上下交替顫抖，顫抖力必須在髖關節處，各指交替握顫5～7次結束。

【治療時間】：

每次7～10分鐘，每日1次。

有腫脹部位揉時注意平衡量。

四、髖關節軟組織損傷

病　因

髖關節是人體關節中最穩定的一個關節，周圍有堅強的韌帶和豐厚的肌肉保護，受傷機會較前幾個關節為少。

損傷多因跌墜時臀部著地，猛力扭轉，或外力猛然撞擊髖部而致。

症　狀

髖部腫脹疼痛、伸屈、轉側、下蹲皆感困感，抬腿或行動時疼痛更甚，關節周圍有壓痛。

鑑別診斷

如老年人因跌墜等外傷，可能發生脫位或股骨頸骨折，脫位和骨折後疼痛劇烈，活動嚴重障礙，下肢出現長或短及內旋，外旋等畸形。

治　療

【部位】：從大腿根部開始，向上至腰區，內側至後正中線，外側至腹股溝的外端和股骨大轉子。

【體位】：病人俯臥，用棉墊襯予下腹部，醫生站在患側進行治療。

【手法】：

1. 指掌摩法

2. 掌揉、前臂揉

3. 指壓、肘壓

4. 振動法

5. 搓法

6. 顫動法

7. 屈拉法

重點手法掌揉、配合屈拉法。

操作順序

(1)指掌摩法：一手固定健側臀部，一手指掌摩從患側大腿根部開始，向上至臀部再摩至髂嵴，向外側轉方向，至腹股溝外側止，指掌摩3～5次結束。

(2)掌揉法：固定和操作部位和摩法相同，在此部位揉後，再從臀部外下方開始揉至髂嵴，轉方向至腰骶部正中線，後將揉力放鬆腰區，或揉至腰骶部時，雙掌重迭深揉，此部為壓痛點，在深揉之前，可加指揉骶椎，漸向上至腰椎，後雙掌重迭深揉，各揉3～5次後，衍化為前臂揉臀部，繼之衍化為指壓或肘壓。

(3)指壓或肘壓：壓痛點一般在患側骶椎或椎間隙，後臀外側（環跳穴），臀內側（秩邊），臀橫溝正中線（承扶穴），各點壓後用前臂揉或掌揉緩解壓痛。

(4)繼上操作衍化拳振動法或掌振動法，在臀部及腰骶部或骶髂關節，有節奏的兩手交替振動數十次後結束。

(5)搓法：振動後左手在背部固定，右手在骶髂關節部位，作橫位搓法，60～100次，使皮膚發熱為止。

(6)掌顫動法：在搓法結束後，接著就用手掌作左右搖動式的顫動法，數十次後結束，緩解臀部肌緊張。

(7)屈拉法：二手掌在腰骶部按住固定，另一手握住小腿作屈拉運動，主要活動髖關節。

【治療時間】：每次 15 分鐘，每日一次。

重點手法為掌揉，配合屈拉，臀橫位中點和腰骶椎患側為伸屈點，也是活動的重點。

五、膝關節軟組織損傷

病　因

膝關節是人體負重的大關節，結構比較複雜，其關節側副韌帶扭傷以內側為多見，因外側副韌帶比較堅固，並有堅韌的髂脛束保護，故不易損傷。膝關節由於活動頻繁，容易遭受各種損傷。

多由於跌跤時膝關節或小腿外展外旋著地、或運動及踢球用力過猛，扭傷膝部，或重物撞傷，或搬運重物不當等均可引起膝關節軟組織損傷。

症　狀

局部有紅腫，伸屈和行動時疼痛加重，側副韌帶損傷時，常出現保護性肌痙攣。

檢查受傷一側韌帶部位有明顯壓痛，有的膝關節內側有異物活動的感覺。

鑑別診斷

若係髕骨骨折，局部顯著腫脹，膝關節不能自主伸直，並有明顯移位，如條狀骨折，在髕骨上可摸到橫行凹陷；髕骨移位者，當屈膝時可推到髕骨。

治　療

【部位】：從小腿中部開始，向上至大腿中部止。

【體位】：病人仰臥或坐於床上，膕窩墊一棉墊或枕頭，醫生對坐或站於患膝側進行操作。

【手法】：

1. 掌摩法

2. 指掌揉法

3. 指壓法

4. 振動法

5. 屈拉法

操作順序

(1)掌摩法：單手掌或雙手掌在膝關節的內外，前後四區進行掌摩，由下往上方向及反覆掌摩1～3次。

(2)掌揉法：和掌摩法的部位相同，一手從小腿中部內側固定，另一手掌的大、小魚際從小腿中部外側掌揉，經膝關節外側，揉至大腿中部外側止；反覆3～5次。再換手，一手固定小腿中部外側，另手從小腿中部前內側掌揉，經膝關節內側至大腿中部內側止；然後在膝關節前面和後面掌揉方向和部位基本相同，只是揉到膝前部位時，以指揉為主，揉至膝上再衍化為掌揉，各區揉3～5次。

如遇到肥胖的病人，可在大腿前面及內外側和小腿外側用前臂揉法；如遇小兒，可多用指揉，次數相同。

(3)指壓法：雙手或單手拇指指峰，在髕骨下方，內、外側凹陷處深壓，為第一、二點，腓骨小頭前面凹陷處為第三點；膝外上股二頭肌腱前凹陷處為第四點，髕骨上方股四頭肌前面深壓為第五點，膝內上方深壓為第六

點，膝內下腓腸肌內側與脛骨後緣間深壓為第七點，各點壓後，以指掌揉法緩解其壓痛。

(4)振動法：包括拳振和掌振。根據病情在膝關節周圍肌肉肥厚處使用此法，一般不用。

(5)屈拉法：一手握於足跟後上方，另手從膕窩的下方扶托將下肢扶起，此時以腕或前臂的推託力按膝關節屈度，屈至一定程度時，再迅速向下拉，屈拉 3～5 次後，掌摩一次結束。

【時間】：一般每次 10～15 分鐘，每日 1 次。

六、踝關節軟組織損傷

病　因

踝關節是下肢關節中最易受傷的一個關節。多發生於外踝，為外側副韌帶損傷。

多因在行路時，突然踏在高低不平的地面上，或騰空落地足突然內翻（或外翻），牽拉過度超過關節活動的生理範圍，或因運動時，踝關節強度的向內側或外側扭蹩，跌撲或壓傷等均可引起副韌帶的損傷。

症　狀

1. 疼痛：傷後立即出現疼痛，活動和負重時增劇，局部有壓痛。

2. 腫脹：傷後由於局部出血和組織液滲出，迅速產生腫脹，多局限於踝的前下方。

3. 皮下瘀斑：因受傷的局部小血管破裂血液鬱聚在皮下所致。凡較重的扭傷，多出現踝的前下方，足外側，足底部，踝後兩側，趾縫等部位，皮膚呈青紫色。

4. 跛行：傷後立即出現，踝關節功能障礙。

鑑別診斷

如由高處墜下，足跟著地，疼痛劇烈，足底不能著地者，則有踝部或跟骨骨折的可能，可透過 X 光檢查，以除外骨折或脫位。

治　療

【部位】：從足趾開始至小腿中部。

【體位】：病人仰臥在治療床上，醫生坐在患肢對側進行操作。

【手法】：

1. 指掌摩法

2. 指掌揉法

3. 指壓法

4. 轉拉法

操作順序

(1)指掌摩法：先治療足背部，一手固定蹠趾側，另手從小指背側至蹠骨部時放鬆，再接續指摩第四趾，至摩完第三趾時，換手固定足小趾側，另手從蹠趾背側指摩，連續摩完第二趾時，衍化為掌摩足背和內外踝關節周圍，至小腿中部止。

(2)指掌揉法：雙手交替固定和指揉的方向、部位相同，但揉至腫脹的局部時，一定先將腫脹的四周按平衡量的要求揉後；再揉腫脹的局部。一般雙手交替揉至 3～5 次，再衍化為指壓手法。

(3)指壓法：一手從拇指側固定，另手的指峰在第 1、2 蹠趾關節背面的間隙深壓為第一點；內踝前下方的凹陷

深壓為第二點；內踝下方跟舟關節處為第三點；外踝前方的肌腱處為第四點；外踝前方凹陷為第五點；踝關節下方的凹陷溝為第六點。

除以上各點外，可在足背各關節處進行深壓，尋找痛點，找到痛點後，壓力不能放鬆，以指掌揉將壓力放鬆於病區周圍。

(4)轉拉法：

①一手在蹠趾側扶托，一手握住小趾末節向左右各旋轉3次後，拉向前方，拉後小趾再按順序將4～1趾用同樣方法轉拉一次。

②然後一手扶托足跟後上，一手握住足中部，向內、外各旋轉三次後行屈拉踝關節1～3次，以指掌摩結束治療。

【注意】：屈拉時，動作要緩慢。

每次療後配合抬高患足。

【時間】：每次7～10分鐘，每日1次。

在太鋼尖草坪醫院觀察四肢關節軟組織扭、挫傷20例，痊癒8例，占40％，顯效8例，占40％，好轉4例，占20％沒有無效的。

典型病例一

【患者】：于××，女性，16歲，學生

【病史】：

打籃球摔倒扭傷左踝關節腫痛、功能障礙已2天。既往扭傷過2次，但傷情較輕，此次較重。

【檢查】：

左踝腫脹，外踝前下有核桃大瘀血面，足底也有出血呈青紫色，檢查功能：踝關節屈伸尚正常，但活動時劇痛。印象：左踝關節軟組織損傷。

【治療】：

1973 年 10 月 27 日第 1 次治療，中級手法以揉法為主，配合輕轉法。患者來時，兩人攙扶，患足不能著地，當治療後，自己走出醫院。治療時間 15 分鐘。

10 月 29 日第 2 次治療時，看到左踝腫脹減輕，疼痛好轉，可自己走來治療，手法仍以揉為主，尤其腫脹四周揉力的平衡為消腫主要手法，配合輕轉法。

第 3 次治療後，腫脹基本消失，瘀血面大部吸收，皮膚由青紫變為黃色，疼痛已不明顯。除以上手法外，增加屈拉法。至第四次都是此手法。共治療四次。

療後腫痛消失，功能恢復，在治療中無影響學習。

1975 年 11 月 16 日隨訪：

按摩 4 次治癒左踝扭傷後，一直很好，再未扭傷，堅持參加球類運動，其他情況正常。

典型病例二

【患者】高×× 　男性　10 歲　學生

【病史】：

左臂因摔傷已一天半，疼痛，腫脹、活動受限，X 光拍片檢查，未見骨折現象。

【檢查】：

左肘腫脹，但未見明顯青紫，肘關節周圍壓痛明

顯，功能不好。肘關節周徑測量：健肘為 17 公分，患肘為 22 公分，伸、屈時疼甚。印象：左肘關節軟組織損傷。

【治療】：

1973 年 3 月 17 日行按摩治療，輕手法，以揉為主，配合輕屈拉法，療後囑患兒家長觀察 3 次後病情變化，好轉時繼續治療，症狀加重時，懷疑骨質病變。

3 月 19 日第 2 次治療時，詢問病情變化不著，改中級手法，以摩、揉法為主，配合輕屈拉法，重點在肘關節內側腫脹明顯部位（淋巴結處）用掌揉時表現特殊操作方法，以掌尺側緣推揉向上，以拇指和大魚際橈側向下為虛揉的手法回返，此法可消腫、止痛。

3 月 21 日第三次治療後，腫脹明顯消退，伸屈功能顯著提高。故揉力和屈拉角度漸增加，共治療七次，症狀基本消失，功能恢復正常。

◉第七節　四肢骨折後關節功能障礙

一般四肢骨折後，即要固定骨折，又要活動傷肢。形成固定與活動的矛盾。即使已復位的骨折斷端不再發生錯位，又要逐漸活動傷肢，達到恢復一個有功能的肢體，最大限度地恢復勞動力。在臨床上，儘管做到以上兩點往往到骨折癒合後期，肢體功能恢復，距正常生理活動範圍有程度不同的差異。

按摩多在骨折復位後期，經過整復，固定及主動功能鍛鍊之後，仍有不同程度的肢體功能障礙者。

病 因

1. 骨折後復位固定不佳，造成錯位等畸形癒合，影響肢體的功能。

2. 骨折後，附著於骨折斷端的肌肉，韌帶變位，失去原有張力，肌肉發生廢用萎縮或攣縮者。

3. 骨折部位附近軟組織內，有出血和滲出物，造成纖維索沉著或血腫肌化，使附近的關節滑膜黏連和強直者。

症 狀

因骨折的部位和創傷的程度，及骨折後固定的時間不同，臨床表現症狀也不同。

一般症狀為關節畸形，功能障礙，程度不同的疼痛，局部腫脹，皮膚溫度降低或感覺遲鈍；少數病入有輕度肌萎縮或肌無力等。

治 療

部位、體位、手法均根據具體情況決定，各有側重。如治療對復位固定時間短者，多用揉法；反之，多用拉法。

各個不同部位的骨折後關節功能障礙之治療，見四肢各關節軟組織損傷各部位的治療手法。

注意事項

1. 根據楊清山醫師的臨床經驗，將固定分為兩種；一種叫自位固定：用夾板、石膏或石膏托，繃帶等方法叫自位固定。此種多出現瘀血面，無疤痕。另種叫手術固定，多為切開復位，上有鋼針、髓管針、鋼片等內固定，表皮有疤痕，此病常伴有切口創面癒合後形成黏連，前者

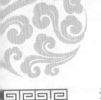

治療時消除瘀血面為重點，後者解決功能障礙；後者先治療切口疤痕，疤痕軟化後，再解決功能障礙。

2. 在療前檢查傷肢伸屈功能狀況，如能屈不能伸，病在筋，多用剝彈法，彈筋剝絡，如能鐸不能屈，病在骨，多用揉法，主要揉骨關節周圍。有的疤痕表面光滑，並內固定金屬異物，注意不要揉破感染。

3. 關節強直時，先治療局部滲出物，使其吸收或擴散，多用指，掌揉法，配合轉拉法。

4. 如肌肉萎縮明顯，考慮病程多在半年以上，先治療萎縮，多揉少拉，先從輕手法開始，五次更改中級手法；如輕度萎縮，或肌張力降低，從中級手法開始，5～7次後，交叉應用重手法，配合指壓，解決肌肉的伸屈點。

5. 手術固定治療後患者如為粉碎性骨折時，行拉法要特剐注意疤痕面，一定緩慢轉拉。

6. 任何關節部位的揉法，都強調平衡量。

【治療時間】：按部位定時間。

【療程】：一般 13～17 次為一療程。按病情定療程。

典型病例

【患者】白×× 男性 7歲 學生

【病史】：

因兩人打架將右臂壓傷致右肱骨髁上骨折，經整復後，肩肘、腕關節活動受限，五指屈曲不能伸展。

【檢查】：

右腕關節強直，前臂肌肉萎縮，五指屈曲末梢感覺差，痛覺、溫度覺很遲鈍，伸肌腱攣縮，呈伸腕屈指，伸

指屈腕狀態；壓痛點：五指指腹、大小魚際、腕內側、肘外側，肘上方均有壓痛（+++）。印象：肱骨髁上骨折後遺症，缺血性攣縮。

【治療】：

1975 年 6 月 10 日行按摩、輕手法，以摩揉法為主，配合彈剝，轉按法。摩法和揉法緩解肌痙攣，止痛；剝法是剝肌腱，彈法用於指端末梢，刺激末梢神經感覺；轉拉法幫助恢復肘、腕關節的功能。

1～7 次均用輕手法。從第 8 次改為中級手法，具體手法同前，漸次漸增剝彈手法和轉拉法。共治療 35 次，壓痛點的消失和肌痙攣的恢復，肩、肘、腕活動能力均好轉達 70%。

其他全身情況無不良反應。

🌼 第八節　橈骨莖突狹窄性腱鞘炎

病　因

腱鞘炎在四肢長肌肌腱很易發生，以腕部多見，因長期固定一種姿勢勞動。過度勞損，或慢性寒冷或機械性刺激，可使肌腱與腱鞘發生水腫，日久成纖維增生，狹窄，擠壓肌腱使之滑動困難，形成此病。使用腕部工作的工人，家庭婦女易患此病。

好發部位：外展拇長肌和伸拇短肌，或屈指肌腱均在橈骨莖突處之腱鞘炎。

症　狀

疼痛、局部腫脹，莖突附近有結節樣隆起，壓痛明

顯，手腕向尺側傾斜時，拇指屈曲疼痛加劇，並有彈響，腕部活動受限。

治　療

【部位】；從手指末梢開始，至前臂下 1/3 處。

【體位】；同腕部軟組織損傷。

【手法】：同腕部軟組織損傷。

注意事項

1. 如療前手摸時，腫不明顯，腕上部疼痛明顯者為禁忌證。

2. 行轉拉時，一定要輕微緩慢，尤其在急性期。

3. 多數為配合治療。因療效不鞏固，痊癒後易復發。

【治療時間】：每次 10～12 分鐘，每日或隔日 1 次。可按病情定療程。

第九節　腹部術後黏連

病　因

常見為腹腔手術後，形成腸管與腸管之間，或腸管與腹壁之間的黏連。尤其在化膿性闌尾炎術後，應用腹腔引流之後為多見；其次在女性盆腔器官的手術後，以及行膽囊術後，胃次全切除術後，脾切除術後及某些腸梗阻術後等所引起的黏連。

術後形成的黏連，臨床上任何時期均可發生，但以四周內發生者為多見，其他時間如三個月，六個月，一年或數年亦可發生。

症　狀

1.腹痛：黏連部常感牽引性腹痛，先輕後重，間歇性的腹痛是病人最初症狀，黏連局部明顯壓痛，一般在 X 光透視時，可看到一段膨脹的腸管。

2.噁心、嘔吐：早期為反射性，吐出物為發病前所進食物或胃液。數小時後，嘔吐即為反逆性，吐出物為積聚在黏連或不全梗阻以上腸道的內容物。

3.腹脹：腹脹是較晚出現的症狀，有時腹部有腸型，有時出現局限性的不對稱的腹脹，因為是某一個腸袢所致。

4.排便和肛門排氣不通暢，或短暫停止。臨床上常見為黏連所致部分不全梗阻。

5.體徵：腹部在疼痛發作時，可能看到腸型和腸蠕動波，腹壁柔軟，在黏連部有明顯壓痛。一般病人全身情況變化不大，體溫，脈搏，血象都在正常範圍之內。病人常保持脊柱前屈姿勢，不能伸展腹部。

治　療

【部位】：腹部（從劍突下至恥骨聯合上緣）。

【體位】：病人仰臥，醫生坐在病人右側，膕窩墊起，使腹肌放鬆，按胃腸走行的方向進行治療。

【手法】：

見腹部按摩手法，注意若黏連部位（即壓痛點）在淺層時，著重指掌揉法，黏連部位（即壓痛點）在深部時，著重用指揉、指壓法。

操作順序

(1)指掌摩法：右手的指掌面，從胸骨劍突下方開

始，沿胃向下掌摩，當掌後緣達臍上面時，指端向左轉變方向，後向右繼續掌摩至右第九、十肋軟骨的下方。然後左手的指掌面，以同樣的操作方法，從胸骨劍突下方開始，沿胃區向下，向左掌摩至右第九、十肋軟骨接合的下方，接替左手的摩力，雙手在胃區交替掌摩7～9次後，右手的指掌面，迅速從左腰區開始，沿臍上向右掌摩至第九、十肋軟骨接合處的下方，此時左手的指掌面，亦從左腰區開始沿右手操作的方向向右掌摩，雙手交替從左向右掌摩5～7次結束，然後左手2～5指指腹先至右髂窩，右手掌的尺側緣至左髂窩，雙手配合用力沿左右腹壁向上托起，托至與臍平齊處時，右拇指迅速至右上腹壁接左手的力量，而左手的拇指在右，其餘各指在左，恰在右手的上方，雙手配合從腹壁由上向下橫揉，最後將揉力放鬆於恥骨聯合上方，共揉5～7次結束。

(2)指掌揉法：右手的掌後緣，從胸骨劍突下面沿胃區向右下掌揉，當指端達臍上時，左手的指掌面亦從同樣部位揉至臍部時，指端向左轉變方向，然後向右掌揉，以同樣的方法，雙手交替從胃上部沿胃體向右掌揉7～9次，使胃內容物和上腹部組織，都能受到擠壓為度，然後右手2～5指的指掌面，向左下伸至左腰區，以大魚際和掌後緣處的力量，沿左胸壁下緣向右掌揉，經左上腹壁，臍上至右第九，十肋軟骨接合處的下方；左手2～5指指掌面伸至左腰區，沿左胸壁下緣向右掌揉，雙手交替掌揉5～7次結束。

(3)指揉法：在胸骨劍突和臍之間，定相等距離三點（相當於上、中、下脘穴）指揉，先以中指指腹按在上點

處，食環指按在中指兩旁，以順時針方向揉動，病人呼氣時徐徐向下深揉，吸氣時輕輕放鬆，如此指揉 7～9 次，再以同樣的方法，在中、下點處指揉。

指提揉法：雙手拇指在臍右，其餘各指在臍左，以雙拇指和雙中指距臍約 2～3 寸處，共定為四點，定位後各指先向正中輕輕提揉，揉後再緩慢放鬆，反覆 3～5 次。

然後左手掌至右腹上區扶托，右手掌至左胸壁下緣，雙手沿左右腹壁向下揉至左右髂窩，再沿左右腹壁向上揉至左右胸壁下緣，上下掌揉 1～3 次後，雙拇指至上腹部右側，其餘各指至左側，先以拇指掌側和大魚際處的力量向左橫揉，揉後再以小指掌側和小魚際處的力量向右橫揉，雙手配合從上向下橫揉至恥骨聯合上方，3～5 次結束。然後右手掌心對準臍部，左手指按在右手背上配合用力，以右手掌心周圍的高起處，在臍周作順時針方向揉動，7～9 次後，指掌摩 1～3 次結束。

(4)指壓法：左手 2～5 指指腹從右上腹部開始向下指壓，以中指指腹為中心，先向前揉推，再向後回揉，如此由淺入深向下加壓，壓力一定達到深部組織，壓後右手 2～5 指指腹，以同樣的操作方法，迅速至左手前方深壓，雙手交替壓至左上腹部為止，一般成年人共九點。壓後雙手 2～5 指指腹，迅速至左右胸壁下緣摩至左右髂窩，再從腹外側壁向上托起至臍平處時，雙手從腹前壁由上向下行指掌橫揉，最後將揉力放鬆子恥骨聯合上方，指壓，橫揉 1～3 次結束；然後雙拇指指腹迅速反至劍突兩旁，沿胸壁下緣向外下摩搓至左右腰區，如胃部疾患時，

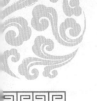

可增加摩搓的次數，搓後再以掌後緣從劍突向下摩至恥骨聯合上方，反覆7〜9次結束。

(5)剝離法：為術後黏連重點手法，分深淺兩種操作。

①軟化疤痕和淺組織剝離法：以左手中指指腹為中心，從疤痕邊緣向遠側揉動，實出虛回，根據疤痕的高低和長短，在疤痕周圍指揉7〜9遍，不能直接在疤痕上指揉，否則易引起擦傷。

②深部組織黏連剝離法：以2〜5指指腹，在黏連部位邊緣，由淺入深，逐漸向下指揉，揉時亦是實出虛回，揉到深部後再徐徐放鬆，在黏連周圍指揉7〜9遍後，掌摩1〜3次結束。

(6)振動法：腹部振動時要輕巧靈活，僅用掌振動和扣振動兩種，如遇腹部脂肪肥厚的病人，應加強扣振的次數。

(7)顫動法：

①指顫動法：在腹部的左，右側從上向下各選定相等距離三點，臍上，下約2〜3寸處各選一點，共八點，操作是以2〜5指指腹，在各顫點上，以腕的顫力上下顫動，每點顫7〜10次，顫時要輕巧靈活，不能用力過大。

②指提顫動法；先以右手拇指指腹至腹直肌右緣，其餘各指至腹直肌左緣，將腹前壁捏住迅速提起，再迅速放鬆，左手以同樣的操作方法提顫，雙手交替從腹上壁開始，沿腹前壁向下提顫至恥骨聯合上方，反覆3〜5次後，指掌麾1〜3次結束。

【治療時間】每次15〜20分鐘，每日或隔日一次。

可按病情定療程。

在太鋼尖草坪醫院觀察治療 20 例，其中痊癒 9 例，占 45％；顯效 4 例，占 20％；有效 7 例，占 35％；沒有無效的。

典型病例一

【患者】楊×× 　男性　39 歲　工人

【病史】：

1971 年 4 月行闌尾切除術，術後近一年；1972 年 3 月 16 日行回盲部黏連梗阻手術，術後經常腹痛、腹脹、噁心嘔吐、食欲缺乏，大便呈線條狀。鋇餐造影見回盲部黏連，曾對症治療，效果不著。

【檢查】：患者痛苦病容，雙手抱腹行走而緩慢，腹脹膨隆，切口周圍壓痛明顯（＋＋＋），疤痕呈索條狀，腰圍 70 公分。

【印象】：腹部術後腸黏連。

【治療】：

1973 年 3 月 27 日行按摩治療，中級手法，以掌摩、掌揉為主，解決腸蠕動功能，治療時間 15 分鐘。

3 月 29 日第二次治療時，病人主訴第一次療後，腹痛減輕，進食後 30 分鐘左右仍嘔吐，噁心持續存在，時輕時重，大便通暢，有通氣。繼用上述手法。

3 月 31 日第三次治療手法，除摩揉外，增加指揉胃區三點，減輕噁心嘔吐症狀的手法；又增加指腹在切口疤痕左右兩側的揉法，起剝離黏連的作用。

4 月 3 日第四次至第九次治療止，均用以上手法，適

當增加掌橫揉法，以使大便和排氣通暢。治療至第七次時，嘔吐停止，仍噁心，腹痛已減半，食慾增加，大便量增加，腹脹銳減，腰圍66公分。

結束治療時，所有症狀基本消失，僅飯後噁心感，疤痕周圍壓痛稍存在，腰圍64公分；全身情況很好，返單位參加工作。

1975年11月7日隨訪：

自按摩後，一直未復發治療前症狀，堅持工作至今。有時陰雨天腹部稍不適，但氣候轉變後，症狀消失。

典型病例二

【患者】秦×× 女性 39歲 街道幹部

【病史】：

原係十二指腸球部潰瘍，慢性胃炎，於1973年1月行胃修補術，術後胃與腹壁黏連，經常嘔吐，吐出物為胃內容、胃液、膽汁、血等；又於1974年6月14日行胃次全切除，術後腹痛，食慾差、噁心、嘔吐、大便4～5次／日，質稀，睡眠不好。既往有泌尿系感染史，經常復發，尿頻、尿急。

【檢查】：

病人體質虛弱，腹部肌肉輕度萎縮，上腹部切口兩個，切口周圍的壓痛（+++），以臍上切口下段及左右兩側壓痛最重。聽診：腸蠕動弱；造影所見：1974年8月21日報告，胃及空腸吻合處鋇劑通過良好，未見龕影及狹窄，輸出輸入端未見特殊所見。

【印象】：腹部術後黏連。

【治療】：

1974 年 8 月 23 日行按摩治療，輕手法，除常規手法
外，重點手法為掌揉，調整胃腸功能，緩解疼痛。隔日 1
次，每次 20 分鐘。

8 月 26 日行第 2 次治療，增加指揉（中指側峰進行
操作，可軟化疤痕，其他手法同前。2 次治療後，腹痛減
輕，食慾稍好轉，大便減至 2～3 次／日。

9 月 2 日為第 4 次治療時，增加掌橫揉法，因有泌尿
系炎症，臍上和臍周輕揉，向上托揉力量，禁止往下推
揉，防止使炎症擴散。

9 月 9 日為第 7 次治療，是最後 1 次，療後，嘔吐停
止噁心次數減少，食慾增加，大便次數維持在 2～3 次／
日。

1975 年 12 月 3 日隨訪：

經按摩後，無嘔吐，腹脹，食慾增加，每餐進食 3～
6 兩，大便維持在 2～3 次／日。

一般 2 次／日較多。檢查：腹軟，肝脾未及，腸蠕動
正常，切口右側壓痛不明顯。

典型病例三

【患者】張×× 男性 42 歲 工人

【病史】：

腸梗阻術後四年，於 1970 年 5 月份行手術，開腹後
發現合併腸結核，術後 40 天，又梗阻再次住院經非手術
治療後出院。

術後經常腹痛腹脹，噁心嘔吐頻繁，致使不能久走

和騎自行車。疼劇時呈狡窄樣，大便乾燥。

【檢查】：

腹肌緊張，下腹部壓痛（+++）、切口於腹中線右側，切口大小約 8～9 公分。1974 年 3 月 14 日鋇餐造影：報告胃黏膜不整齊，粗糙，張力低，排空慢，5、6 組部分通過差，移動受限。1974 年 6 月 24 日查血沉為 8 mm。

【印象】：腹部術後黏連，並有腸結核。

【治療】：

於 1974 年 6 月 24 日第一次按摩輕手法，以摩、揉法為重點，先解決胃腸蠕動功能，觀察治療反應。

（因醫生有事停療一月餘）

1974 年 8 月 5 日第 2 次治療，除上述手法外，增加胃區三點指揉，可減輕噁心嘔吐，同時加橫揉法和顫抖法，調整大便乾燥，因切口疤痕周圍黏連輕微，指揉法少用。至第 10 次、手法基本不變，力量稍有增加。

11 月 18 日至 29 日止，共治療 17 次，食慾增加，腹痛、腹脹，噁心嘔吐基本消失，大便正常，可久走和騎自行車。鋇餐造影，黏連不明顯，排空大為加快。血沉 5 mm。停止治療。

1975 年 12 月 2 日隨訪：

經按摩後，再未經其他治療，只嘔吐過 1 次，每日進餐 4～5 次，進食量 3 兩左右，大便正常，陰雨天下腹有墜感，堅持工作。

典型病例四

【患者】：史×× 女性 26 歲 工人

【病史】：

闌尾術後半年餘，右下腹經常腹痛，不規則腹脹，食慾欠佳，近 10 天右下腹劇痛，大便不規則，行走不便，噁心、有時嘔吐。

【檢查】：

腹肌緊張，右下腹切口周圍壓痛明顯，胃區也有壓痛。

【治療】：

1974 年 5 月 24 日行按摩，中級手法，腹部常規手法，重點手法為掌摩，掌揉，和胃區三點指揉法。每次治療時間為 15～20 分鐘。

治療六次後，腹痛、腹脹明顯減輕，食慾增加，行走自如，大便近正常。增加指揉法於切口疤痕周圍，起到剝離黏連的作用。

至 1974 年 9 月 6 日止，共治療 16 次，臨床症狀基本消失，食慾增加，大便正常，行走和騎車無腹痛出現，停止治療。

1975 年 12 月 3 日隨訪：

經按摩治癒後，食慾增加，大便每日 1 次，腹痛未復發，陰雨天無自覺症狀，全身情況佳。

【檢查】：腹平軟，切口周圍無壓痛，腸蠕動正常。

典型病例五

【患者】開買×× 女性 21 歲 學生

【病史】：

闌尾術後 2 月餘，從術後 1 月出現腹痛，腹脹，食慾

缺乏，噁心，經對症治療效果不著。

【檢查】：

腹脹明顯，右下腹壓痛（++）。

【治療】：

1974 年 6 月 1 日行按摩治療，中級手法，15 分鐘～20 分鐘，具體治療手法同（典型病例四）在第 2 次治療時，按摩 10 分鐘時突然腹痛數秒鐘，療後數日食慾稍好轉。

6 月 8 日第 3 次治療時，腹痛減輕，腹脹明顯好轉，噁心次數減少。

至第六次按摩後，臨床症狀基本消失，僅留切口周圍有輕度壓痛。停止治療。

1975 年 12 月 3 日隨訪：

自按摩後，症狀未復發。

第十節　外傷性截癱

病　因

常見原因有兩種：

1. 脊椎骨折、脫位：一般多由傳導暴力所致，如從高處跌下，臀部或足著地引起第一腰椎以上的脊椎骨折或脫位，除牽拉及單純地壓迫脊髓外，有時因骨折片（端）將其切斷，併發脊髓損傷。

2. 因受累的椎體呈楔形，棘上，棘間韌帶撕裂，該部肌肉亦有不同程度的撕裂，關節突關節呈半脫位或全脫位等，其下有血腫或水腫壓迫作用。因此，脊髓損傷性截

癱分完全性和不完全性兩種，按摩治療後者。

症　狀

可突然或逐漸發生，癱瘓部位有運動和感覺障礙，如運動能力部分或全部消失；感覺遲鈍或異常，淺或深感覺消失。

根據運動和感覺障礙的程度不同，臨床上分為痙攣性和弛緩性癱瘓兩種：

中樞神經元（上運動神經元）損害，產生痙攣性癱瘓，又稱硬癱，臨床表現：癱瘓部位肌群呈痙攣狀態，肌張力增高，無明顯肌萎縮，腱反射亢進，出現病理反射。

周圍神經元（下運動神經元）損害，產生弛緩性癱瘓，又稱軟癱，臨床表現：癱瘓部位肌群鬆弛無力，肌張力減低，出現明顯肌萎縮，腱反射減弱或消失，無病理反射。

治　療

【部位】：雙下肢和背部，如腹脹顯著可適當配合腹部治療。

【體位】：病人仰臥或俯臥，醫生站或坐在治療床的左側或右側進行治療。

【手法和操作順序】一般同下肢和腰背部常規手法。根據癱瘓部位和症狀不同，手法各有側重。

痙攣性癱瘓：用中級手法開始，重點手法為揉法和屈拉，轉拉法，不能用強壓法。

弛緩性癱瘓：先用輕手法開始，按肌張力和肌肉負荷量定手法，在治療中根據肌萎縮恢復的情況決定改中級手法。重點手法為摩，揉法，禁用拉法。此種癱瘓臨床上

較多見。

　　說　明

　　1. 治療此病一般療效慢而低，多數患者須配合其他治療。

　　2. 療前先檢查各趾端感覺情況，如痛覺存在者療效好，反之則差。

　　3. 療中須配合病人功能鍛鍊和翻身活動，免引起褥瘡。

　　【治療時間】：一般每次 25 分鐘，如配合背部不超過 40 分鐘。

　　【注意事項】：

　　(1)消失痛點以揉為主；肌肉有萎縮，用輕手法，多揉，如無肌萎縮用中級手法。

　　(2)肢體伸屈功能好，注意不要拉傷；伸屈功能不好者，禁用拉法。

🌀 第十一節　燒傷後疤痕

　　「疤痕」是人體生理上修復創傷時的產生物，是纖維組織的過度增生，是一種循環不良，結構不正常，神經分佈錯亂的假性組織。

　　臨床上因疤痕的表現不同，分一般疤痕和增生性疤痕兩種。

　　1. 一般疤痕：

　　為表淺皮膚的損傷後，在修復時薄的疤痕上皮跨過創面使其癒合，形成一種無乳頭，毛囊，腺體及無皮膚固

有功能的疤痕組織，外觀不隆起，乾燥，色淡。

2.增生性疤痕：

在損傷癒合結疤後，仍有大量的粗厚交錯的膠原纖維增生活動，致使疤痕高出表面，堅韌有彈性，為淡紅色，無毛髮，常有毛細血管擴張，微癢，有時作痛。後期增生停止，顏色由淡紅變為黑褐色，擴張的毛細血管閉合消失，無疼痛及癢感，臨床上則稱為萎縮性疤痕，多因體質虛弱而形成。

病　因

多為化學燒傷或其他外傷時，由於破壞了真皮和皮下組織，癒合後形成的疤痕組織；或者經過植皮術後形成的黏連性疤痕。

症　狀

(1)灼痛：一般疤痕多無此症狀，但在增生性疤痕時有灼痛和壓痛，尤其在局部或全身溫度增高或某物體摩擦局部時，疼痛加重。

(2)奇癢：為疤痕早期多見的症狀，尤其在陰雨天，或溫度增高時更甚，有時可發生濕疹，少數病人常日夜苦於搔癢，睡眠不良。

(3)功能障礙：發生在關節部位或身體活動部位的疤痕，由於攣縮的結果，可使功能受影響，尤其發生在小兒生長時期，因疤痕攣縮可使肌肉、肌腱以至骨骼的生長發育遲延，造成肢體短縮。成人亦可因關節強直，肌肉萎縮而造成功能障礙。

(4)畸形：疤痕攣縮可使器官移位造成畸形，如面、頸、四肢，手指或足趾等處的燒傷，疤痕攣縮後常引起眼

瞼或口唇外翻，頭頸偏斜，頸胸並連，肢體屈曲或過度伸展，手指或足趾移位等畸形。

治　療

按摩治療此病先識別疤痕：如皺褶狀，應以緩解疤痕為主。如肥大突起玻璃狀，應軟化疤痕，剝離黏連面。

【部位和體位】：根據疤痕組織的部位，面積大小決定治療部位和體位。

手　法

1. 指摩、指掌摩法
2. 指揉、指掌揉法
3. 轉拉法、屈拉法

操作原則：

(1)在疤痕組織的周圍和間隙施用手法，禁忌在疤痕表面按摩，指揉必用指腹操作，從燒傷疤痕邊緣開始向外（健側方向）揉動，達到改善周圍組織血液循環，使疤痕血供改善，可軟化疤痕。

(2)如點狀植皮術後形成的疤痕組織，著重指揉植皮點，但必須先揉疤痕組織周圍，逐漸揉至植皮點。

(3)如疤痕組織在關節部位或身體活動部位時，除摩、揉、手法外，多用轉拉法和屈拉法，以恢復關節的活動功能。

【時間和療程】：

根據疤痕組織面積大小，部位，疤痕形成的時間長短、功能障礙情況而決定治療時間和療程。

第十二節　頸椎病

病　因

常見為長期勞損所致退行性變的結果，如椎間盤可產生退變，椎間隙變窄，椎體邊緣骨質增生均為引起脊髓和神經根受壓的主要原因，或因軟組織病變，如滑膜關節的關節囊或神經根本身，均可因急，慢性損傷產生出血或炎症反應發生腫脹，引起神經根壓迫症狀，少數病例，椎間孔內神經根的周圍發生黏連，遺留慢性長期疼痛症狀。或頸部長期過伸性或屈曲性勞損患者也多患此病。

症　狀

初發時頸椎有持續性或間歇性疼痛，影響睡眠，疼痛可放射到頭、耳後、頸、肩背、胸、上臂，沿前臂放射至手和手指，有觸電、發涼、沉重等感覺。手握力減弱，咳嗽，噴嚏，大便用力時均能引起疼痛加劇，嚴重影響肢體活動。

治　療

疗前須檢查如下幾點：

1. 頸部活動功能：如前突，後突並參考 X 光片骨質變化。

2. 肌肉變化：有否肌張力低或肌緊張。

3. 肢體運動和感覺功能。

4. 疼痛點的深淺、多少、範圍的大小。

【部位】：從後頭部開始，下至第七頸椎以下，兩側至局部，如伴上肢症狀，加上肢按摩。

【體位】：病人取坐位，姿勢自然，全身肌肉放

鬆，醫生站在病人背部，隨治療手法的改變，醫生體位也隨之改變。

【手法】：

一般中級手法治療，分常規手法和重點手法兩種。

(1)常規手法操作：

①指掌摩法：雙手或單手操作。

雙手的指掌面從患者後頭部開始，沿正中線稍外摩至第七頸椎以下，後至第七頸椎兩側向外摩至肩關節背面，最後將摩力放鬆於腋下，反覆 3～5 次。如單手操作：醫生轉到患者側方，一手扶托，一手操作，方法部位同上，兩側交替指掌摩3～5次後結束。

②揉法：分掌揉、指揉，指掌揉、前臂揉法四種：

掌揉：醫生站於病人側方，一手在肩前扶托，一手從肩背側開始向內揉至脊柱稍外，然後再揉至肩胛部外側放鬆於腋後，使肩背部都能受到揉力，再從肩峰處開始，沿肩外向內揉至風池穴處，往返 3～5 次後，一手在肩關節背面扶托，另一手從肩前開始向內揉至胸前，再向下將揉力放鬆於腋下，往返3～5次後結束。

指揉：分單手和雙手操作；單手操作時，一手扶托，另手拇指指腹從外枕隆突外側向外揉動，實出虛回，沿項部從上向下揉至第七頸椎周圍，反覆3～5次後，以同樣的方法再揉對側。如雙手操作時，雙拇指在一側。其餘各指在另一側，以各指的指腹和指的掌面，從風池穴處開始沿項正中向下揉至第七頸椎周圍，方法同單側。指掌揉法；一手扶托，另一手的指掌面和手掌，從上頸部向下外揉至肩上部，再從第七頸椎稍外，向外下揉至肩背部，

最後將揉力放鬆於腋下，兩側交替進行。

　　前臂揉：一手在肩前扶托，另側前臂從肩背部開始向內揉，最後將揉力放鬆於腋後壁，兩側交替操作。以上幾種揉法可解除頸項部肌肉痙攣，止痛、消腫，改善局部循環等作用。

　　③指壓法：一手在前頭部扶托，另手拇指指腹沿正中線向下，在各棘突和棘突間向前深壓，尋找痛點，然後在棘旁從上向下深壓，壓到痛點後，用指揉法揉送到痛點周圍，如頸椎後突，可在高起的棘突或棘間向前深壓，使其復位。

　　④指彈法：多用於頸椎前突，側突，肌痙攣或錯位等情況，如側突時，一手在頭部扶托，另手拇指指腹後 1/3 處，在患側指壓定位，漸將彈力移至指腹中 1/3，迅速用指的力量彈起，再向健側指壓，並迅速彈起。

　　⑤指撬法：多用於脊柱前突，一手在頭部扶托，另手拇指指腹在頸椎側部，先以指腹的前 1/3 處定位，再向下深壓，並迅速向後撬起。

　　彈、撬可以從上向下或從下向上，或上、下交替操作，根據病情定級量，一般操作 3～5 次即可。

　　⑥彈剝法：單手或雙手操作，常用在肌緣處，即拇指和其餘各指對稱捏住肌緣，先提起再迅速放下，使肌肉受到彈力為度。

　　⑦轉拉法：一手在患者下頜前正中扶托，另一手在後頭部固定，雙手配合用力，使頭向左右旋轉，轉後適當向側方拉動，拉時不能角力過速過猛，免發生意外。

　　⑧顫動法：在項背部和肩上緣，兩手交替掌顫。

⑨振動法：用於患者肩背部，用掌、拳等方法振動，使各組織起到緩解作用，振後指掌摩1～3次結束。

(2)重點手法：

治療頸椎骨質增生，生理曲度改變，椎同隙變窄者，加重指壓，彈和撬等手法，按摩次數增加，如軟組織病變明顯的，加重揉、彈、剝等操作。

【治療時間】，每次20分鐘左右，加上肢手法的治療時間可達30分鐘左右。

在太鋼尖草坪醫院觀察治療25例，其中痊癒5例，占20％；顯效10例，占40％，有效10例，占40％；沒有無效的。

典型病例

【患者】：廉×　男性　55歲　幹部

【病史】：

頸項部不適，左肩及上肢麻木，痛已3～4月之久，無外傷史。既往1967年元月曾行闌尾切除術，術後經常腹脹、腹痛呈陣發性，食慾缺乏，大便乾燥。1941年患有慢性胃炎，心臟病（二尖瓣閉鎖不全）。

【檢查】：按照楊醫師的診斷方法記載：

【頭部活動】：

1. 側轉頭測量方法：以下頜骨正中線至肩前喙突，用公分計算距離。

左旋17公分，右旋15公分。

2. 低、仰頭試驗：下頜骨正中線，至胸骨柄上緣，低頭為5公分，仰頭為0公分。

X光片所見：

頸椎4、5、6椎體骨質增生，以頸5為顯著，頸椎正常曲線消失，呈「S」狀。考慮頸椎病。

手摸局部所見：

頸項背部肌肉緊張面積17×9公分。局部壓痛點；雙側胸鎖乳突肌起點，頸椎4、5、6左側椎旁、肩峰上，岡下窩，三角肌止點均有明顯壓痛。手指麻木以左手中、無名、小指為重，患肢持重困難。

腹部壓痛不著，以腹脹為主。

【治療】：

1973年3月22日行頸項部及左上肢按摩，中級手法。第1～5次，重點手法為指掌揉法和輕指壓法，以緩解頸項背部肌緊張，指壓可止痛。

3月31日為第6次治療，除以上手法外增加頸椎兩側指揉手法，緩解局部肌緊張。又加肩胛部前臂揉法，作用於深部肌肉。

4月6日第8次治療，除上述手法外，再加頸部托拉法（為重托拉法）和指撬、指壓整形手法。托拉可緩解頸椎攣縮點，起牽引作用，拉時一定強調平衡量；指撬、指壓可矯正頸椎生理曲度。加重患肢轉顫拉，使其恢復正常活動功能。

4月9日第9次治療，疗後頸部活動範圍增大，仰頭增加4公分；低頭減少3公分，左旋為13公分，右旋12公分。痛點部位：頸椎周圍及岡下窩壓痛減輕，左手三指麻木基本消失，項背部肌緊張明顯好轉。

4月25日為第17次治療，療後肩峰上痛點消失。

5 月 7 日第 20 次治療後，三角肌止點痛點消失。以上兩點主要靠指壓法，指壓時一定配合醫生呼吸，也稱為虛實手法而達到止痛作用。

共治療 38 次，痊癒，

【腹部治療】：

從頸部治療的第 5 次開始加腹部治療，中級手法，以掌摩、掌揉、指壓為重點手法，治療 3 次後，腹脹減輕，食慾增加。同樣的手法共治療 21 次，腹部症狀完全消失，食慾增加，大便正常，1 次／日。

在整個治療過程中，未引起心臟異常變化。

1975 年 12 月 9 日隨訪：

原治癒頸椎病已兩年餘，至今未犯。闌尾術後腸黏連經按摩 21 次痊癒後，也再未出現腹脹等症狀。

第二章　內科疾病

第一節　感　冒

病　因

多因受涼或汗出當風，或氣候突然轉變，過度疲勞，睡時著冷等，在機體抵抗力降低的情況下，或患有支氣管炎，慢性鼻炎者也容易感冒。

症　狀

【全身症狀】：周身不適，肌肉關節酸痛，低熱或中度發熱，間有高熱；頭痛頭暈，食慾減退等。

【局部表現】：鼻塞，打噴嚏，流清涕，咽喉部發癢或疼痛，咳嗽，胸骨後悶痛。

治　療

【部位】：頭部按摩。有中度發熱時加搓腳心，左右腳心各搓 120 次。

【體位】：病人仰臥，醫生坐於病人頭部的上方進行治療。

【手法】：

一般中級手法。臥位頭部常規手法。和神經衰弱頭部治療手法相同。重點手法為指壓太陽和上星、百會穴位；鼻塞可指壓雙迎香穴。

搓足心時、醫生坐或站在病人患足外側，一手扶托足背。另手掌心對準足心的中點，緊貼住作前後搓動，各 120 次。其作用：可降低體溫，退燒。發燒可泡茶趁熱蘸茶搓，若高燒惡寒戰慄泡蔥胡搓。切忌勿燙傷和搓破。

【治療時間】：每次 15 分鐘，每日 1 次，3～5 次即可痊癒。

【注意事項】：每次療後，避免受風受涼。

第二節　慢性胃腸炎

病　因

長期飲食不規律，暴飲暴食，不良飲食習慣，如嗜菸，酒，吃過多刺激性食物，或急性胃腸炎未治癒，或服水楊酸鹽類藥品有關；其次蛋白質及維生素 B 群缺乏，可致胃黏膜變性。中醫認為：情志不遂或飲食不節，損傷脾胃，脾胃虛弱則運化遲緩為發病原因。

症　狀

上腹飽脹，隱痛、噯氣，有時噁心，嘔吐，食後或夜間胃痛加重，有時呈陣發性疼痛，慢性消化不良症狀，久病者全身衰弱，精神欠佳，四肢厥冷，頭暈，失眠等。

治　療

【部位】：腹部按摩。

【體位】：病人仰臥，醫生坐在病人右側，按胃腸分佈的走行方向進行治療。

【手法】：

除腹部常規手法外，再加指揉臍上區三點和掌揉臍周圍各點。一般用中級手法，體弱者或溏便患者用輕手法治療。

1. 指揉法的操作：

在胸骨劍突和臍之間，定相等距離點（相當於上，

中、下脘穴）指揉，先以中指指腹按在上點處，食、環二指按在中指兩旁，以順時針方向揉動，病人呼氣時，三指的揉力逐漸向深部環形揉動，病人吸氣時，將揉力輕輕放鬆。每揉至 6 次為 1 次（揉六次的過程中正是病人呼氣的過程），每點指揉 7～9 次，在中、下點處指揉方法同前。

揉動時要求柔軟緩慢，先輕後重，揉力輕巧，不宜過猛粗暴，以免揉破皮膚。

【原則】：在腹部胃區行指揉時，以醫生的呼吸帶動病人的呼吸。病人吸氣時可放鬆手法，病人呼氣時可加重手法；醫生吸氣時行之手法力量可加重，醫生呼氣時，可將手法放鬆。以上三點指揉後，全腹部指掌摩 3～5 次結束。

【指揉作用】：是可緩解胃痙攣，改善胃腸蠕動功能，減少腸脹氣。

2. 掌揉臍周圍各點操作：

右手掌心對準臍中心，右手掌尺側先對準臍正中下方，掌根部橈側對準臍右上方，掌指關節對準臍左方，將臍左右側及上下角分為四點，由尺側向橈側旋轉按壓各點，轉壓 13 次為一次，共按壓 3 次，如操作時有腸鳴音出現，暫停操作，待無聲後繼續治療。

此手法可調節腸蠕動，手法結束後，以指掌摩手法緩解腹肌緊張。

注意事項

1. 治療 1～2 次後，如大便次數增多，改用輕手法治療。

2. 腹部每個手法結束時，一定要緩慢放鬆離開腹部，不宜迅速。

3. 最好在飯後一小時治療或空腹為宜。

【治療時間】，每次 15～20 分鐘，隔日 1 次。

典型病例一

【患者】：王×× 男性 46 歲 幹部

【病史】：

胃痛，不能多進食，大便幹近半年，曾對症治療效果不佳。

【檢查】：

身體虛弱，精神欠佳，面色蒼白。腹部肌肉緊張，胃區壓痛明顯。印象：慢性胃炎。

【治療】：

1973 年 10 月 16 日行按摩治療，輕手法，隔日 1 次，每次 15 分鐘。手法用掌摩、指掌摩，指揉，指橫壓，掌橫揉。以指揉胃區三點為緩解胃區疼痛的重點手法。調整腸蠕動功能主要靠掌壓臍週四點和掌橫揉法時加大揉力。

10 月 18 日第 2 次治療後，胃痛明顯好轉，緩解腹部肌緊張。

10 月 25 日第 5 次治療後，改為中級手法，具體手法不變，患者飲食增加，大便近正常，呈軟便。

共治療九次，進食量倍增，大便恢復正常，胃痛基本消失。

1975 年 11 月 16 日隨訪：

自療後一直到現在食慾很好，無上腹部疼痛發作。

典型病例二

【患者】：劉×× 男性 41 歲 幹部

【病史】：

飯後胃痛，噁心嘔吐 4～5 年，胃痛呈下墜感，吃飯量少，食慾缺乏，腹脹腹痛，便稀。

【檢查】：

胃區壓痛明顯，腹肌緊張，左腹部也有壓痛。

【印象】：慢性胃腸炎。

【治療】：

1975 年 10 月 18 日行腹部按摩治療，因體質中等用中級手法，每次 15 分鐘，隔日治療，重點手法掌摩、掌揉全腹部，指揉胃區三點著重多揉第一點可減輕噁心嘔吐症狀，指揉至第三點後，放鬆手法要緩慢。

10 月 23 日 3 次治療後，飲食增加，腹脹明顯減輕，稀便變成成型便，而且較規則。

10 月 29 日第 5 次治療後，飯後無嘔吐，有時只感噁心，胃部下墜感消失，大便基本正常，胃疼基本消失。停止治療。

1975 年 11 月 16 日隨訪：

按摩治療 5 次，症狀明顯好轉，停止治療後，症狀漸消失。目前吃飯好，不噁心嘔吐，有時胃稍痛。

第三節　胃及十二指腸潰瘍

病　因

多與神經精神緊張，飲食習慣不正常，或長期進食

刺激性食物，從而引起胃液分泌功能失常和胃黏膜損傷有關。

症　狀

1. 腹痛：疼痛限於上腹部，有慢性、週期性、節律性3個特點：

(1)慢性病史：起病慢，病人常不注意，到腹痛明顯時已有3～5年，多至10～20年。

(2)週期性發作：可有反覆發作趨勢，多在晚秋，早春復發，也可因氣候突變，過度疲勞或飲食不正常而引起發作，如病情逐漸發展，疼痛次數增多，痛時增長，緩解時間縮短等。

(3)節律性疼痛：上腹部呈隱痛或鈍痛，有時只感上腹部不適，心嘈與饑餓感不易區別，有的病人在進食，嘔吐或服制酸藥後，疼痛可暫時減輕或消失。

一般疼痛與飲食有密切關係，痛多在飯後半～1小時。如十二指腸潰瘍，則在飯後約3～4小時，因此病人怕進食，吃後疼痛；十二指腸潰瘍患者，常以進食來暫時解除疼痛，有時半夜疼痛等。

2. 其他症狀：

泛酸，噯氣，口水增加等，體檢有上腹部壓痛，X光鋇劑造影可見潰瘍陰影——壁龕。

治　療

【體位、部位、手法】均與慢性胃腸炎治療相同。

注意事項

1. 如為潰瘍病活動期禁忌按摩。

2. 如腹脹、腹肌萎縮，大便稀不成型並且次數不規

則，用輕手法治療，待以上症狀好轉後再改為中級手法治療。

3. 治療中注意腹部壓痛點、壓到痛點處，必在其周圍掌揉。目的是消除潰瘍面的疼痛並可調整胃腸蠕動，增強飲食。

🌀 第四節　便　秘

病　因

1. 嗜酒，過食辛熱厚味的食物，因食物內缺乏纖維質或胃酸成分過多，或熱病之後，津液不足使腸道燥熱，大便乾結。

2. 憂愁思慮，情志不舒，或久坐少動，氣行不暢，或生活不規律經常有意抑制大便，引起習慣性便秘。

3. 身體虛弱，或病後，產後以及老年人氣血兩虧，腸蠕動慢，腸內乾燥。

中醫認為：氣虛使大腸傳遞糟粕無力；血虛津液枯，不能滋潤大腸，發生便秘。

症　狀

隔日或隔數日大便一次，糞質乾燥堅硬，排出困難。腹痛因腸內有氣體而脹痛，排氣後疼痛消失。又因糞便在腸內停留時間過久，產生腐敗分解現象，隨之出現全身無力，頭痛，頭暈，噁心，噯氣，食慾減退，睡眠不安等症狀。

治　療

【部位】：腹部按摩。

【體位】：同潰瘍病。

【手法】：中級手法。

腹部常規手法治療，重點手法與指掌橫揉法及指壓法，增進腸蠕動多用指顫動法。指壓九點和指顫八點，均參看腹部常規手法中的操作。

【治療時間】，每次 15～20 分鐘，每日 1 次。一般治療 3～5 次後，大便即可通暢，按摩 10 次左右可轉為正常。

注意事項

囑患者針對性消除病因，以利鞏固療效，恢復健康。

🏵 第五節　高血壓

病　因

尚未清楚。一般多因植物性神經系統發生機能性障礙，使小血管產生痙攣而引起；或因精神過度緊張，或內分泌腺發生病變，激素分泌異常等，更年期的婦女，因卵巢機能障礙也常發生高血壓病。

又如菸、酒、濃茶及嗜食各種刺激性食物，均能使交感神經興奮而致血壓升高。

中醫認為：由於七情內傷，致使陰陽失調為機能性血壓升高。

症　狀

頭痛，眩暈，頭脹，耳鳴，失眠，心悸，面赤等，晚期有頭重腳輕，手足指（趾）麻木發脹，視力減退，疲

乏，精神不集中等，嚴重時，可引起腦動脈硬化，腦血栓或栓塞、腦出血、心臟功能障礙。

治　療

【部位】：腹部為主要治療區，配合搓腳心，如晚期可配合雙上肢治療。

【體位】：根據治療部位，取適當體位。

【手法】：中級手法，體胖用重手法。

腹部常規手法按摩。（參看前面基本手法，重點手法為掌揉，指壓。

【治療時間】：每次 15～20 分鐘，隔日 1 次。療程：根據病情定療程。

🌸 第六節　心血管系統疾病（心臟病）

病　因

分器質性和功能性兩種：

【器質性】：

1.風心病：為溶血性鏈球菌感染後引起全身變態反應，主要影響關節和心臟，進而引起慢性心瓣膜病變。

2.冠心病：與內分泌，金身代謝（尤脂肪代謝），遺傳等因素有關係。

【功能性】：

冠心病也有因精神、神經功能失調引起；也有因受生活環境、膳食條件等外因的影響，或精神，情緒影響，特別是吸菸、飲酒、喝茶過多時，或因迷走神經或交感神經興奮引起心臟過早搏動的心律失常等。

症　狀

心悸，呼吸困難，心前區疼痛、咳嗽、吐痰，嚴重時有紫紺，水腫，杵狀指等。

治　療

【部位】：四肢按摩。必要時可加腹部按摩，根據病情而定。

【體位】；病人取仰臥位，醫生根據操作的方便取坐或站立位置。

【手法】：一般用輕級、或中級手法。

雙上肢和下肢常規手法按摩。其目的透過按摩，可使四肢血管擴張，減輕心臟的負擔，改善心排血量。

【治療時間】：每次 20～30 分鐘，如加腹部按摩可增至 45～60 分鐘。每日或隔日 1 次。11～17 次為一療程。根據病情定療程。

注意事項

1. 治療過程中，隨時觀察病情變化，如突然心律不整，呼吸困難，紫紺等停止治療。

2. 治療的手法要緩慢，避免強硬的轉拉四肢活動。

3. 每次按摩治療後，須臥床休息約 15～20 分鐘。

4. 風心病合併心衰者為按摩禁忌證。

說　明

因治療心血管系統病例不多，體會膚淺，但臨床實踐證明，按摩治療心血管系統疾病有一定的作用。對功能性病變，療效較理想；對器質性病變還需在臨床實踐中進一步觀察，希望醫務人員，在攻克心血管系統疾病中，共同探討。

第七節 風濕病

病 因

風濕病是一種常見病，主要侵害身體各關節和肌肉組織。中醫稱為「痹病」。

多由於氣候寒冷及潮濕，受風，常在冷水中游泳，或出汗後受風。或因年老氣衰、抵抗力弱，加之風寒侵入人體，或由於過度疲勞睡於通風處，局部受風所致。

症 狀

全身或局部的關節、肌肉疼痛，時輕時重，有時局部紅腫，關節功能障礙。有時先由一兩個關節開始發病，漸遍及全身各關節，發病的肌肉感覺脹、緊，甚至感覺遲鈍或麻木不仁，日久可產生肌肉萎縮，如侵犯心臟時，則易發生風濕性心內膜炎或心肌炎。

好發部位，肘、腕、膝、踝關節，各椎間關節，有時波及手指和腳趾小關節，尤腰部更為嚴重，隨著關節的發病其周圍的肌肉亦隨之發生病變。

治 療

【部位和體位】；根據患病部位不同而取適當的體位。手法各異。

【手法】

症狀較輕者用中級手法，較重者用輕手法。四肢各關節，或腰部均按上、下肢和腰部的常規手法治療。

【治療原則】

1. 根據治療部位大小，決定治療時間，一般一個部位，每次 10 分鐘。

2.按摩主要解決關節疼痛和活動功能，如疼痛明顯，功能好者，多用指揉或掌揉，如關節強直者多用剝彈法（剝筋）和轉拉法。

3.根據病情決定治療次數。

4.侵犯關節部位多者，可交替治療。

注意事項

1.風濕病活動期，禁止按摩。

2.併發心瓣膜病嚴重者為按摩禁忌證。

說 明

治療風濕病的療效，尚未肯定。一般治療均能收到不同程度的療效，但鞏固療效較困難。

第八節　肥胖病

病 因

因食高熱量的食品過多，也不從事體力勞動，使脂肪代謝發生障礙；或因內分泌腺機能障礙，也可發生肥胖病，如生殖腺機能低下，腦垂體機能障礙等。

症 狀

皮下組織內有大量脂肪沉著，在腹腔大網膜內，腎臟周圍，心臟周圍及心肌內部也有大量脂肪，因而肥胖症患者，常伴有內臟各器官病症，如心肌不全，喘息，心臟擴大，便秘，容易疲勞及性機能低下等。

治 療

【部位】：四肢和腹部按摩。

【體位】：根據治療部位，採取適當體位。

【手法】：重手法治療。

腹部治療重點手法為掌揉法，指提揉法，掌橫揉法，叩振動法。施術時著重於腹直肌。

指提揉法的操作：

雙手將腹直肌捏住提起，兩手前後交叉，由上向下，自上腹部提揉至下腹部，反覆揉 3～5 分鐘後，緩慢放鬆。此手法可消耗腹部脂肪。

掌叩振法可緩解腹肌緊張和消耗腹部脂肪等作用。四肢用拳叩振法操作。

除以上手法外，再用腹部常規手法和四肢常規手法。

【治療時間】：每次 45～60 分鐘，隔日 1 次。根據病情定療程。

注意事項

治療中囑咐病人配合體育鍛鍊。

第三章　神經科疾病

第一節　神經衰弱

病　因

為神經官能症中最常見的一種，主要表現大腦皮質機能活動失調。中醫認為：屬於虛損一類的疾病。

【精神因素】：如突然的精神刺激，強烈的情緒波動，長期的精神緊張，持久的思想矛盾，不適當的連續思考等，使精神上過度消耗，情感和理智過度衝動而引起。

【軀體因素】：因某些器質性疾病引起，如腦動脈硬化，高血壓，貧血，甲亢或其他慢性病所致。臨床上常將精神因素引起者稱為神經衰弱，由軀體疾病引起者稱為神經衰弱症候群。

症　狀

【大腦皮質功能障礙】：內抑制過程減弱，興奮性增高、失眠、多夢、煩躁、易怒、多疑、頭痛頭昏，耳鳴，腰酸背痛，疼痛感覺和對聲光過敏；記憶力減退，注意力不集中，情緒忽高忽低，容易疲乏。

【植物神經系統功能紊亂】，交感神經興奮性增高，心悸，心動過速或過緩，噯氣，胃腸蠕動增加，噁心，嘔吐。嚴重時性機能障礙，如有下丘腦功能紊亂，表現為神經性多食，肥胖；或神經性厭食，消瘦；或多飲，多尿，特發性水浮腫等。有腱反射亢進。

治　療

【部位】：頭頸部按摩。

【體位】：病人仰臥，全身肌肉放鬆，如女性去髮卡將頭髮疏鬆，醫生坐於病人頭後，進行操作。

手　法

一般用中級手法。包括摩、按、揉，壓等手法交叉應用。

操作順序

1. 左手中指指腹從病人鼻尖開始向上指摩至鼻根部，以食、中，環指指腹前端稍向下按、壓後，漸將摩力衍化至指腹，由兩眉間至前額時右手中指指腹接續左手中指指腹操作，以同掌的手法和部位指摩至前額，最後將摩力放鬆於髮際上方，雙手交替 3～5 次後，右手拇指指腹從左鼻翼開始，沿鼻背摩至左眼內眥上方陷凹處，用指腹前份向下深按，按後將摩力衍化於指腹向上摩於前額部。左手拇指指腹從右鼻翼開始，沿鼻背向上摩至右眥上方陷凹處，用指腹前份向下深按，按後將摩力衍化於指腹向上摩至前額部。

2. 雙手中指指腹迅速至左右鼻翼，沿鼻背向上，同上的方法和部位摩至兩眉內端稍上，食指接中指的摩力在兩眉間摩按，拇指指腹迅速至原處接食指摩力沿眉弓稍上向外指摩，將摩力放鬆於雙顳部；然後雙手食、中指迅速至兩眉內端，沿眉弓向外指摩至兩眉梢時，中指在顳部（太陽穴）由前上向後下，再向後上呈弧形指摩，食指接中指摩力於太陽穴下按，中指至耳前，環指至耳後（乳突的前緣），各指按好後再作環形揉按 1～3 次，並用力緩慢上提，提時以醫生的深呼吸一次為提一次，最後將提力放鬆於頭頂部。

3.雙手拇指指腹重返左右鼻翼開始，沿鼻背向上指摩，指摩的部位和方法同前所述，摩至雙顳部時用力按壓，按後再向後外摩至耳輪的前方，稍變方向指端向下，將摩力放鬆於耳前；然後雙手中指指腹，迅速至兩眉間，再沿眉弓向外指摩，將摩力放鬆於顳部。

4.點壓法：右拇指指腹中部從鼻尖後 1/3 點開始，沿鼻背橫位向上至兩眉間稍上用力按定位，（相當於印堂穴）然後以拇指腹前 1/3 處至左眉內角上用力壓，壓後衍化拇指腹後 1/3 至右眉內角上，然後再衍化拇指中 1/3 處至兩眉間深壓，停 1～3 秒鐘後，配合醫師呼吸，吸氣時漸衍化於拇指尺側緣，沿額正中向上摩至髮際上一寸處（相當於上星穴）定位漸衍化至右拇指橈側深壓為第一點，左拇指尺側接右拇指壓力，從內向外深壓為第二點，右拇指再迅速至左拇指上方深按為第三點，雙指交替向上按至頭頂正中處（百會穴）為第五點，雙拇指重迭按壓 l～3 秒鐘，緩慢地將壓力放鬆於壓點的周圍，這時醫生將氣呼出。然後雙手食，中指迅速至兩眉間稍上方沿左右眉弓向外指摩，經顳部，耳上，耳後，項外側的陷凹處（風池穴），在此深按，按後將按力漸放鬆於枕部，然後雙手 2～5 指分開至雙側頭部，用力上提，以醫生深呼吸一次為提一次，將指提力放鬆於頭頂部。以上操作可反覆 3～5 次。

5.接上操作，雙手中指指腹，交替從鼻尖開始沿鼻背向上至兩眉間時，用食、中、環指指腹按壓，按後漸放鬆前額，雙手交替摩壓 3～5 次，然後右拇指腹從左鼻翼開始沿鼻背向上至右眼眥上方陷凹處，以指峰用力按壓，

壓後向上放鬆於前額；左拇指指腹用同樣方法和部位摩壓，雙手交替 3～5 次後，按照操作的第四點摩壓至百會穴後，各指漸分開，即食指達顳部，中指達耳上，環指達耳後，小指達枕部；各指按好後，以醫生的深吸氣用力上提，呼氣時緩慢放鬆，指提按 3～5 次後結束。

6. 雙手中指指腹交替從鼻尖沿鼻背摩至印堂穴，往返 3～5 次後，左手在左顳部扶托，右拇指指腹從眉間沿右眉弓向外指摩，摩至顳部時，衍化為食，中指指腹揉壓 5～7 次，然後右手在右顳部扶托，左拇指腹同右側一樣的操作 5～7 次，然後雙手食指至顳部，中指至耳前，環指至耳後，小指至枕部先以各指腹揉壓，再以指提壓放鬆於枕部。

7. 繼上操作，雙手拇指指腹迅速至眼內角，沿眶下向外指摩至顴部，往返 5～7 次後，至眼外角處，作半弧形的揉壓，即先向前上，再向前下，揉壓後將揉力衍化至大魚際，放鬆於耳前，然後雙中指指腹迅速至鼻翼外側（迎香穴）先向下揉壓 5 次後，沿顴面部向外指摩 5 次，最後將摩揉力放鬆於耳前。然後食、中指指腹向前下至下頜的前正中，由此向外指摩至相當於頦孔處，用力揉壓 3～5 次後，將揉力衍化至中指尺側，食指按在中指的橈側，沿下頜向外上經頰部，腮腺的淺面向後下指摩，最後將摩力放鬆於耳下，往返 5～7 次。

8. 繼上操作，雙手拇指指腹，迅速至鼻下（人中穴）正中線兩旁向外指摩 5～7 次，然後沿頰部，下頜體，下頜角向後下至頸部指摩，食指達鎖骨上窩內側，中指至鎖骨中部的下方，各指揉按 3～5 次後，食指放鬆，

中、環、小指以自然姿勢彎曲，食指至第三、四肋的前面，拇指接替食指的力量，食指再呈自然姿勢彎曲，其餘各指向下伸開，如女性則應繞乳房至胸廓前下緣，以各指指腹或食指的橈側緣向下揉壓，壓後指端抬起，掌後緣達乳房上方，揉壓 3～5 次後，以手掌的尺側緣在胸大肌外緣按壓，按壓後在胸前壁掌摩一次結束。

操作注意

(1)用輕手法治療，起抑制神經作用；用中，重級手法起興奮作用。根據症狀選用。

(2)指壓為指峰壓；點壓為指腹壓法。

(3)治療於前額及面部時，放鬆手法於胸部，治療頭頂，枕部指提法時，放鬆手法於頸項部。

(4)病程在半年以上者，治療 3、5、7 次定級量手法。

【治療時間】：每次 15 分鐘，每日或隔日 1 次。根據病情定療程。

第二節　頭　痛

頭痛為一個症狀，很多疾病均可引起，按摩治療頭痛有選擇性。

病　因

感冒發燒，過勞，神經衰弱，高血壓病患者，血管神經性頭痛及更年期症候群的頭痛均可治療。

症　狀

由於病因不同，症狀表現不一，通常有頭部脹悶感

和不快感覺，有時疼痛局限於某部位。如感冒引起頭痛，伴有全身症狀；過勞的頭痛，只限於額，頂，顳等部位，並常伴有失眠等症狀。

治　療

【部位】：頭頸部按摩。

【體位】：如急性頭痛取坐位，慢性頭痛取仰臥位，醫生根據病人體位，取適當的坐或站立位置。

【手法】：與神經衰弱相同。

如急性頭痛，除坐位頭部常規手法外，重點手法為點壓。多用重手法點壓，多壓太陽，頭維，上星，百會，耳門、耳後，風池均為重點壓點。

如慢性頭痛，取臥位治療。應用手法原則先輕後重，即先輕級手法開始，漸增至中級手法。點壓部位，除急性頭痛的部位外，還點壓攢竹、眉弓、率谷、翳風。

【治療時間】：每次 15～20 分鐘，急性頭痛每日 1 次，慢性隔日 1 次。

【療程】：急性不定療程，數次可癒；慢性者根據病情定療程，17～21 次為一程。

典型病例

【患者】：雪×　女性　45 歲　幹部

【病史】：於 1949 年出現頭痛，開始較輕，痛持續時間短，逐漸每週痛 2～3 次，呈持續性刺脹痛，每在月經前、中、後期頭痛加劇，並有頭暈，疲乏無力，睡眠不好，大便乾；疼痛部位多固定在頭頂部，右顳部，劇烈頭痛時，病人抱頭大哭。曾用針灸、中藥、西藥治療只能暫

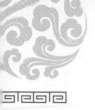

時緩解症狀。

【檢查】：

頭頂部和枕骨粗隆下緣各有一腫塊，柔軟，壓痛（＋＋），雙顳部壓痛（＋＋）。

【治療】：

於 1973 年 4 月 3 日行按摩治療，頭部仰臥位中級手法，以指摩、指揉、指壓為重點手法，消失疼痛靠指壓和點壓，操作時必須配合呼吸，醫生吸氣時加深壓力，呼氣時將壓力緩慢放鬆；並配合胸部放鬆手法，此手法可減輕頭部症狀。

治療 3 次後，頭部腫塊增大，其他症狀變化不大，據分析可能手法過重引起反應；從第 4 次開始手法稍減輕，至第 7 次時，頭頂和枕骨粗隆腫塊縮小，頭痛減輕，大便正常，由 1 次／2 日變為 1 次／日。

治療至 15 次時，頭部腫塊消失，頭痛次數減少，僅勞累和月經期間，偶爾出現頭痛頭暈，持續時間不長。

共治療 25 次，症狀全部消失。

1975 年 12 月 10 日隨訪：

自按摩治癒後，從未劇烈頭痛過，有時月經前期出現輕微頭脹悶，但很快症狀消失。

第三節　偏頭痛

病　因

神經衰弱，腦血管痙攣引起某些部位的腦組織供血不足，消化障礙，月經異常，過勞等所引起的偏頭痛，有

的為血管神經性頭痛。

症　狀

常為週期性一側發作，右側疼痛多見，每發作前有不快感，煩躁、疲乏，眼花，耳鳴，眩暈、呵欠，噁心等；患側頭部有時潮紅，顳部血管突起如索狀，有的患側頭部蒼白。疼痛性質為鈍痛，刺痛，鑽痛，搏痛等不一，發作次數因人而異。

治　療

【部位、體位、手法】均與頭痛相同。重點手法在偏頭痛部位指壓頭維、百會、太陽、上星，最後多揉風池穴。

注意事項：

如三叉神經痛，應考慮配合患側面部的點壓四白迎香，地倉，承漿，頰車，人中。如頭頂痛：配合點壓地倉，人中，頰車，用後症狀不好轉，再指揉頭維穴。如全頭痛：多指揉百會，上星，雙太陽。如前頭痛：也多指揉百會、上星、雙太陽。如後頭痛：風池，頭維，上星。

第四節　眩　暈

病　因

腦血管痙攣，貧血，過度疲勞，更年期症候群，前庭器官，植物神經功能失調（美尼爾氏綜合徵）等。

症　狀

耳鳴，頭暈、噁心、嚴重時嘔吐，平衡障礙，頭部有轉位感覺，有持續性眩暈，也有陣發性發作。

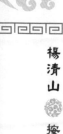

治　療

【部位】：頭頸部臥位按摩。

【體位】：病人仰臥，醫生坐於病人頭部上方進行治療。

【手法】：除用臥位頭部常規手法外，重點手法為指掌摩法，揉法，配合面部和胸部放鬆手法，一般用輕手法治療。

【治療時間】：每次治療 15 分鐘，每日或隔日 1 次。根據病情定療程。

第五節　失　眠

病　因

失眠是神經系統機能性或伴有器質性病變的一種症狀，由於神經衰弱，腦疾患，過度疲勞，精神創傷，腦血管硬化等病引起失眠。

症　狀

出現頑強性睡眠障礙，夜間就寢後不能入睡，遇有嘈雜的聲音刺激，睡後即醒。頭痛，眩暈，消化不良，食慾缺乏，遺精及性機能障礙，記憶力逐漸減退等。

治　療

【部位】：頭頸部，腰背部按摩。

【體位】：病人仰臥和俯臥，醫生根據病情和病人的治療需要取坐位或站立位置。

【手法】

和神經衰弱手法相同。如年齡大、有腦部疾病者用

輕手法；如青壯年人，無腦疾患用中級手法；體質好壯年人用中重級手法；全身症狀明顯者加腰背部常規手法治療。

【治療時間】，每次 15 分鐘，每日或隔日 1 次。療程，根據病情定療程。

第六節　過渡性疲勞

病　因

由於腦力或體力勞動過度，不進行體育鍛鍊，日久使神經系統受到損傷所致。

症　狀

精神萎靡不振，打呵欠，腰背酸痛，四肢乏困無力，失眠，工作效率減低。

治　療

【部位、體位、手法、療程】同失眠。

一般用輕、中級手法。腰背部多用揉壓和掌顫，拳振動法，必要時配合四肢轉顫拉等手法。

【治療時間】：每次15～20分鐘，每日或隔日1次。

第七節　周圍神經炎

周圍神經疾病係指顱神經和脊神經之疾病，臨床上常把只有疼痛發作而無傳導機能障礙和神經纖維的形態病理變化者，稱為神經痛，反之稱為神經炎。

病　因

如感冒、腮腺炎等病毒感染時，或營養缺乏，代謝障礙為腳氣病，糖尿病，或中毒，如磺胺、鉛、砷、酒精等，或創傷，盆腔炎等疾病引起。

症　狀

均有程度不同的感覺和運動障礙，甚至有植物神經損害症狀。

1. 尺神經炎（麻痺）

患手呈「爪形手」，骨間肌及小魚際肌萎縮，手指不能分開和併攏，拇指呈內收狀，第四、五指不能作握拳動作，手指呈半屈曲狀，並有感覺遲鈍，有時有疼痛感覺。

2. 橈神經炎（麻痺）

患手下垂，手指不能伸直，拇指不能外展，而呈內收狀，稱「垂腕手」，很少有疼痛感覺。

3. 正中神經炎（麻痺）

患肢的第一，二、三、手指不能屈曲握拳，第二、三手指中節不能伸展，大魚際肌萎縮，手扁平呈「猿手」。第一、二、三、手指掌面發生感覺障礙和疼痛症狀。

4. 坐骨神經痛

常因妊娠和盆腔炎引起持續性或發作性痛。疼痛部位由臀部至大腿後面，小腿及足部，腹壓增加時疼痛加重，患側腱反射消失。

5. 腓神經炎

腓神經炎時，患足下垂向內翻，如兩側同時發作時，患者出現一種特殊步伐，即在平地行走如上樓梯的樣

子。

治　療

【部位】：根據病變部位而定部位。

【體位】：根據病變部位而定體位。

【手法】

如上、下肢治療同四肢關節軟組織扭傷。其區別點不用拉法或用輕拉法。

注意事項

(1)療前先檢查患肢末梢感覺和運動機能如何？肌肉有否萎縮？如感覺和運動障礙，用輕手法，症狀輕者無肌萎縮可用中級手法。

(2)治療中適當配合功能鍛鍊。

(3)如為坐骨神經炎時，配合撥法，用拇指指峰撥痛點，用於膕窩，股後正中，臀外側等痛點處。

【治療時間】，每次 15 分鐘或 20 分鐘，每日或隔日 1 次。根據病情定治療次數，療中注意觀察病情變化。

典型病例

【患者】李×　女性　37 歲　幹部

【病史】：

右臀及右下肢疼痛，呈放射性痛，久走和氣候變化時疼痛加重，功能正常。

【檢查】：

體質虛胖，右臀外側，大腿中部，小腿下 1/3 處（跟腱上緣）均有壓痛，膕窩腫脹，患肢活動功能正常。

【治療】：

1975 年 10 月 17 日行按摩治療，中級手法，以指掌揉，前臂揉為主要手法。15 分鐘 1 次，隔日治療，從患肢足趾開始治療至右臀部為治療區，配合輕度屈拉。

10 月 22 日第 3 次治療，手法同上，療後能騎自行車，久走後疼痛也不明顯。

共治療 5 次，症狀基本消失停止治療。

1975 年 11 月 15 日隨訪：

自按摩治癒後，至今未復發右下肢疼，全身情況也很好。

第八節　面神經麻痹

病　因

多因受風寒或著涼而起病者占多數；其他為風濕性面神經炎，中耳炎，流感，或外傷骨折，手術損傷等均可引起面神經麻痹。

症　狀

一側面部表情肌肉癱瘓，患側口，眼偏向健側，肌肉及皮膚呈現鬆弛狀態，流涎，流淚，患眼瞼張開，嚴重者發生言語障礙。

治　療

【部位】：頭面頸部按摩。

【體位】：同臥位頭部。

【手法】：除頭部臥位常規手法外，並有下列幾個手法：

1. 接胸部揉壓手法結束後，再返至額面部，指掌摩

揉 1～3 次後，再以拇指的掌面和大魚際從額正中開始向外至雙太陽穴，再向前下至頰部掌揉至下頜，將揉力放鬆於耳前，然後中指指腹在太陽、四白，迎香、地倉，承漿、人中頰車等穴點壓，點壓後，拇指從鼻背向外指摩3～5 次。

如為三叉神經痛病人，則以拇指在眶上孔處，食指在鼻翼外側（眶下孔），中指在下頜正中的外側（頦孔）揉壓，揉壓次數的多（病重），少（病輕）由病情而定，揉壓後，指掌摩一次結束。

2. 顫動法：右手中指指腹先至兩眉間，其餘各指在兩側，從前額開始向上顫動，最後將顫動力放鬆於頭頂部，雙手交替顫動7～9 次。

3. 指提顫動法：以中、食指指腹接觸病區，先將雙手提起，距頭約 3～4 寸高，一手迅速捏拿病區輕而柔，再迅速用力提起，雙手交替提顫於前額部，沿正中線向後提顫至頭頂部，往返3～5 次後掌摩一次結束。

注意事項

1. 如前額皺紋和眼瞼閉合恢復不好時，著重指摩患側顳頂部向上提的方向。

2. 口角恢復不好時，指摩耳後部位，向後上提摩可多操作幾次。

3. 如有面肌痙攣，多用揉法（指或掌）

【治療時間】，每次治療 15～25 分鐘，每日或隔日1 次，（病程不超過 1 週者，每日治療 1 次；超過 3 週的，隔日治療 1 次）。

療程可按病程定療程。

第九節　癱　瘓

病　因

多因腦疾患，如腦動脈硬化形成腦血栓，腦出血，腦血管痙攣，或腦外傷引起的癱瘓。中醫認為中風後遺症。多由於機體本身虛弱，如脈絡空虛，易受外風侵襲；肝腎不足，易使內風上揚。

症　狀

多為半身癱瘓，癱瘓部位的肌肉和皮膚鬆弛呈麻痹狀態，運動和營養均發生障礙，肢體轉動受限；並有面神經癱瘓症狀；初期患肢軟弱無力，感覺遲鈍，病程久後，患肢常呈攣縮改變，出現畸形現象。

治　療

【部位和體位】；根據癱瘓部位，決定治療的部位和體位。一般偏癱為患側上，下肢和腰背部治療。

【手法】

患側上、下肢手法同四肢關節軟組織損傷的手法（常規手法）。

注意事項

1. 禁用指壓和拉法。

2. 如肌肉輕度萎縮，用中級手法；重度肌肉萎縮或有肌肉攣縮用輕手法。

3. 有肢體水腫者，多用指掌揉法。

4. 健側為配合治療部位，可以患、健側交替治療，重點治療患側。腰背部可用中級手法，促進血液循環的改善，防止發生褥瘡。

5. 適當配合患肢的被動活動。

【治療時間】，每次治療 25～30 分鐘，必要時可加長按摩時間，隔日 1 次。療程，一般為輔助治療，不定療程。

第十節　膈肌痙攣

症　因

常因刺激迷走神經及膈神經末梢，如胃腸或腹膜受刺激或擴張等為激起因素。

較多見為中樞神經系統原因，精神反應而引起。中醫認為：多由胃中食滯或脾胃虛寒，導致氣機升降失調所引起。

症　狀

表現為一種病理的呼吸性反射，即由於突然吸氣，橫膈膜產生陣發性痙攣，聲門突然關閉，所產生打呃聲音。呈陣攣性，短促而頻，持續時間不同，有的數小時不停。如為神經性的，當醫生有意識轉移病人注意力，或病人入睡後，呃逆即可停止。有時並胸憋胸悶，呼吸不暢，精神不振，頭暈等。

治　療

【部位】：背部按摩（從胸椎開始至腰椎以上，重點治療脊柱兩側。

【體位】：病人俯臥，醫生站在病人左側進行治療。

【手法】

一般為中級手法按摩。常用手法：

1. 指掌摩法
2. 指掌揉法
3. 指揉法
4. 捏脊

操作順序

雙手指掌摩起於腰椎兩側向上至胸椎，往返 3～5 次後，一手固定於腰部一側，另手從另側腰部開始掌揉，沿脊柱旁揉，往返 3～5 次後，換手固定，另手掌揉對側，以同樣次數結束，衍化為指揉壓，從第六胸椎兩側約 3 公分處開始，向下至第八、十、十二胸椎兩側，然後再雙手交替指掌揉各 3～5 次後，再指揉壓一遍，反覆 3 遍後，捏脊 1～3 次，即雙手拇、食指從骶骨開始向上至第七頸椎，然後再指壓前八個部位，最後以指掌摩法結束治療。

【治療時間】：7～13 分鐘為 1 次，每日治療 1 次。如治療 3 次控制不住症狀，加腹部常規手法按摩。

注意事項

如有胸、腹腔器質性病變時，為按摩禁忌證。

第十一節　神經性胃腸功能紊亂

病　因

長期神經過度緊張或疲勞，強烈情緒波動，持久的思想矛盾，或連續思考，易喜易怒，都是引起腸蠕動功能紊亂，胃消化功能降低的因素之一。

症　狀

全身疲乏無力，精神倦怠，噁心、嘔吐，食慾缺

乏，腹脹，腹痛，胃腸蠕動增加，腹鳴，腹瀉，有時有鼓
腸現象等。

治　療

【部位】：腹部按摩。

【體位】：病人仰臥，醫生坐在病人右側進行治
療。

【手法】：除腹部常規手法外，如大便次數多，糞
質稀多用指掌摩法，不用指壓法，一般用輕手法 3 次，如
大便無改變改中級手法作 2 次，症狀多有好轉，繼用中級
手法。若體質較好病程短，可用重手法治療兩次觀察其大
便情況，適當配合中級手法。

治　療

每次 15～20 分鐘，隔日 1 次。根據病情定療程。

注意事項

1. 腹痛、腹脹明顯時，不用強刺激手法如指壓法
等。

2. 治療過程中，隨時觀察病人排氣和大便情況，以
掌握應用手法的級量。

第十二節　神經性消化不良

病　因

植物性神經系統不穩定，為神經性分泌障礙所引
起。

症　狀

食慾缺乏，或貪食過度，胃膨滿，吞酸暖氣，噁心

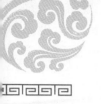
嘔吐，大便不規則，便秘或腹瀉，心窩部有不適感，腹痛，腹鳴，腹瀉等。隨神經系統的變化而變化，時而發作，時而消失，與飲食品質和數量關係不大，胃液分泌及蠕動功能在短時間中，常變化不定。

治　療

【部位】：腹部按摩。

【體位】：同前。

【手法】：與神經性胃腸功能紊亂相同。如病人便秘，腹脹明顯可用中級手法，多用掌橫揉法和指壓法。如便稀，用輕級手法治療為適宜。

注意事項

1. 如用兩次中級手法後，大便次數增多時，第三次改為輕級手法。

2. 若輕、中級手法各試作兩次後，根據大便次數變化定出固定某種手法為宜。

【治療時間】，同神經性胃腸功能紊亂。

典型病例

【患者】趙×× 男性　9歲　學生

【病史】：

1973年1月份因踢足球擊傷鼻部，當時鼻出血量多，頭部用冷水澆洗止血，病人昏迷不醒，數日後出現頭、背、胸左下肢痛、無力，不能站立和行走，無嘔吐，經服藥效果不著。

【檢查】：

痛區從前頭部入髮際痛至後頭部出髮際，呈敏感性

頭痛，背部從第七頸椎以下至尾骨均痛，左下肢、足趾也呈敏感性疼痛，不能站立須人扶攙走路。外形無異常變化。

神志清醒，瞳孔等大，無嘔吐，心律快，有早期前收縮搏，肺（－），腹軟，肝脾未觸及，血壓 12.5／8.5KPa，經拍顱片，未見異常，印象為腦震盪後遺症。

【治療】：

從左下肢開始，逐漸增至腰背部，輕手法，時間 15～20 分鐘，主要以指揉、指掌揉、掌摩於下肢；腰背部多用指掌揉，均為緩解疼痛，改善局部血循環。

1973 年 3 月 20 日第 1 次治療，以指揉，掌摩為主，連續 3 次治療後，患肢疼痛敏感度降低。

3 月 29 日第五次治療，疼痛減輕，加中級手法與輕手法交叉治療。7 次後改中級手法，治療後可站立不需別人攙扶。

九次治療後能自己走路，左下肢有力，疼痛消失，背部和頭部疼痛也明顯減輕。

共治療十四次，以上症狀基本消失，左下肢可單獨站立十幾分鐘，活動功能恢復正常，其他無不良反應。

1975 年 12 月 8 日隨訪：

自按摩治癒後，精神、食慾都好，四肢活動正常，學習和體育鍛鍊成績優良，成為三好學生。

第四章　小兒科疾病

第一節　小兒消化不良

病　因

小兒消化器官發育不完善，又不斷生長發育所需要營養物質也較多；又因乳幼兒中樞神經發育不完全，神經調節機能不穩定，因此更易發生代謝失調及器官的功能失調。

1. 如飲食不當，餵食過多或不足，食物成分不適宜。

2. 各種傳染病，或氣候環境不適宜，夏天身體水分排泄得多，不及時補充影響血液循環，不利廢物的排出，因而毒素被吸收而產生消化機能紊亂。

症　狀

主要表現為大便紊亂和代謝障礙，為單純性消化不良，表現腹瀉，一日幾次或十幾次，腹脹，噁心嘔吐，食慾減退，煩躁哭鬧，體重不增加或減少。

如中毒性消化不良，主要表現全身機能障礙，無力，精神沉鬱，嘔吐頻繁，大便次數每日達 15 次左右，便中含大量水分，混有黏液，成黃綠色有臭味；由於大量失水，有時體溫高，體重顯著下降，皮膚乾燥無彈性，嚴重者可出現酸中毒。

治　療

【部位】：腹部按摩配合捏脊。

【體位】：病兒仰臥，醫生坐在病兒右側進行治療。

【手法】：最輕級手法。以指摩法為主，操作順序和成人相同，最後用顫抖法結束。

【治療時間】：腹部治療 5～7 分鐘後，捏脊 3 遍。如治療 3 次效果不著肘，加指揉雙足三里，各揉 30～60 次。

注意事項

(1)初診患兒，除觀察全身情況外，重點詢問大便情況，如黃色有臭味為實熱症；稀便有泡沫帶不消化食渣為虛寒症，綠色大便為火。

(2)如綠色便用最輕手法治療。

(3)如黃色便用稍重手法。

(4)如水樣便，並每日排便達 15 次左右的患兒為按摩禁忌證。

第二節　小兒營養不良

病　因

多因餵養不足或不當而發生營養不良，可因慢性消化營養紊亂而致各器官、組織發生不同程度的病變。小兒生長發育遲緩，抵抗力低，如先天畸形（兔唇、齶裂）哺乳困難，或外界環境不佳，日光不足及缺少運動等。

中醫認為：傷於乳食，經久不癒病情加重，可變成積；積久不消，或因感染蟲卵，耽擱失治致脾胃損傷，轉化成疳。

症　狀

面部表情呈呆狀，頭髮直立，流鼻涕呈黃色黏液，

雙眼皆分泌物多，精神不振，易哭鬧；消瘦，體重減輕，皮下脂肪逐漸減少，臨床上分為三度不同的營養不良：

1. 輕度：身體各部位仍保存脂肪，腹部皮下脂肪層變薄，體重比正常減少 10％～20％，全身一般情況尚好。

2. 中度：軀幹及四肢皮下脂肪均減少，消瘦，體重減輕 25～40％，身長發育稍落後，皮膚彈性及肌肉緊張度比較差，精神倦怠，活動少，睡眠不安，毛髮稀少而乾燥，消化不良，大便秘結或腹瀉等。

3. 重度：全身皮下脂肪層幾乎全部消失，體重減少達 40％以上，表現衰弱，乏力，不安或痛苦樣表情，嗜睡，淡漠，皮膚蒼白，四肢發涼等。

治　療

【部位、體位、手法】：和小兒消化不良相同。若係重度者，先捏脊 5 次（5 次為一療程），每日 1 次，五次後再加腹部按摩，共作 15 次為 1 療程，可根據病情定療程。

注意事項

如在治療中患兒腹瀉，暫停治療。如合併肺炎，口腔炎、中耳炎、皮膚感染等為按摩禁忌證。

第三節　小兒麻痹後遺症

病　因

多因患兒的口、鼻、咽部分泌物中含有大量的病毒，由飲食傳染或呼吸道感染發病，留有各種症狀；此病

多發生於1～5歲的小兒。

症　狀

熱退後，出現一側上肢或下肢癱瘓，患肢萎軟無力，不能自主運動，病久肌萎縮，腱反射減弱或消失，趾反應消失或不敏感；關節緩縱不收，形如脫臼，以致引起肢體或軀幹畸形。

治　療

治療前先檢查患肢感覺改變，肌肉變形和關節變形（如關節鬆弛或僵硬，或肥大等），患肢伸屈功能程度等。

【部位和體位】：根據患病部位，決定治療部位和體位。

【手法】：無論任何部位，均由輕手法開始治療。上肢或下肢各用常規手法，重點手法為指揉，指摩。

注意事項

1. 療前檢查患肢末梢神經感覺情況，如遲鈍或消失，用較輕手法治療 7 次後病情有好轉，改輕手法繼續治療，如無變化停止治療。

2. 下肢並有足內翻或外翻者，重點治療踝關節，多用揉法緩解肌肉緊張度，糾正足姿勢，禁用拉法。

3. 必要時配合健肢治療，患肢治療 2～3 次，健肢治療 1 次，用以好代壞的方法幫助患肢肌肉恢復。

4. 根據病情和體質可用中級手法治療，但需注意療後反應。

【治療時間】：每次 15～20 分鐘，隔日 1 次。根據病情定療程。

第四節　小兒肘關節半脫位

病　因

多見於 3 歲以下的小兒，多數係橈骨頭半脫位。多因手臂被過度牽拉所致。

症　狀

半脫位後，出現前臂下垂微屈呈旋前位，旋後時劇痛，不能伸屈活動，患手和肩不能高舉，肘部無腫脹亦無畸形。如用手去扳搖，則感到劇烈疼痛。

治　療

【部位】：肘部。

【體位】：患兒取坐位，醫生對坐於患兒進行操作。

【手法】：輕手法。多用指摩，指揉，轉拉法。

【操作】：先在肘關節周圍指摩、指揉，反覆揉至 5～7 次後，雙手分別襯托於上臂與前臂，輕輕向內旋轉同時向前輕拉即可復位。

每次治療時間 5～7 分鐘。一般 1 次治療即可痊癒，特殊病情例外。

注意事項

按摩治療後，禁忌再被過度牽拉患肢。

楊清山　按摩經驗集

第五章　婦產科疾病

第一節　痛　經

病　因

一般分為充血性和痙攣性兩種。充血性痛經多由於子宮及盆腔臟器的炎症性疾病引起；痙攣性痛經是由於發育不良或內分泌障礙所引起。

症　狀

【充血性痛經】：

在經前數日下腹部，腰背部及小腿部發生疼痛，並有頭痛，眩暈及疲勞感覺；經後各症狀減輕，疼痛停止，一般經血量過多，經期也較長。

【痙攣性痛經】：

月經開始就發生疼痛，而且較劇烈，一般疼痛時間較短，數小時或十數小時，經血量較少，經期也較短，在疼痛期間有時噁心嘔吐。

治　療

【部位】：腹部按摩。必要時配合腰部及下肢按摩。重點為下腹部。

【體位】：病人仰臥，醫生坐於患者右側進行治療。

【手法】：一般中級手法按摩。按腹部常規手法治療，重點手法為掌摩和掌揉法，少用指壓法。

操作順序：同腹部常規手法的操作。

注意事項

1. 配合下肢治療時，指揉雙三陰交和血海，各揉 120 次，以取得熱度為宜。

2. 月經前 3 天和後 7 天不宜治療。

3. 月經過後有持續性腹痛者，囑患者在婦科檢查，除外腫瘤和其他器質性病變，否則不宜治療。

【治療時間】，每次 15 分鐘，隔日 1 次。按病情定療程。

第二節　妊娠下肢水腫

病　因

妊娠期間，因新陳代謝障礙，水和鹽類積聚予組織間隙所致。

症　狀

每日午後或長時間站立後，發生水腫，如下肢，會陰部及腹壁，甚而顏面部，多發生於妊娠後 4～5 個月。

治　療

【部位】：雙下肢按摩，可分為下肢前後交叉治療，每次治療一次。

【體位】：病人取俯臥或仰臥位，醫生取坐或站立位置，按操作的需要變換體位。

【手法】：中級常規手法按摩，重點手法為揉法，適當配合轉拉法。

【治療時間】：每次治療 20～25 分鐘，隔日 1 次。

注意事項

1. 如係習慣性流產的孕婦禁用按摩。

2. 如妊娠高血壓，有子癇前期症狀和體徵者為按摩禁忌證。

3. 禁止在腹部按摩。

第三節　更年期綜合徵

病　因

由於年齡的變化（45～51 歲左右），卵巢機能喪失，內分泌功能不協調所致；或因手術摘除卵巢後引起此病。

症　狀

消瘦或肥胖，全身有不舒暢感覺，情緒暴躁，易怒，頭痛失眠，耳鳴，眩暈，心悸，顏面潮紅，四肢厥冷，或萎靡不振，軟弱無力及蟻走感，個別患者有情慾亢進，大便秘結及排尿困難等，以上症狀不是每個患者都有，有的僅有幾種，有的更多的臨床表現。

治　療

【部位】：頭部按摩，適當配合肩部或上肢按摩。

【體位】：頭部治療取仰臥位，如肩和上肢治療時取坐位，醫生根據操作的方便取坐位或站立位置。

【手法】：一般用中級手法。如消瘦的患者用輕手法，體質肥胖者用重手法。

【操作】：參看臥位頭部常規手法順序。

注意事項

1. 體弱者重點用指摩和指揉法。

2. 體壯者多用指壓法。

3. 體會。常見此病的患者頭部均有程度不同的壓痛點，醫生手摸時，痛點局部似腫脹的組織，在治療時也為重點部位，此痛點消失快，療效高。

【治療時間】：每次 15～20 分鐘，隔日 1 次。療程，一般 21 次為一療程。根據症狀和體徵的表現不同，具體定療程。

【按摩的作用】：主要是調整植物神經系統的機能和內分泌腺機能，一般 1～2 個療程，症狀可基本控制。

第一章　按摩對機體影響的實驗

我們在整理楊清山醫師按摩療法經驗的同時，並研究了按摩對機體作用的機理和治病的原理，做了些有關實驗。現將部分資料總結、整理如下：

一、按摩家兔腹部對毛細血管通透性的影響

方法及結果：

1. 動物處理：選擇健康家兔，為了清除野菜的影響（因含 V-C）只給吃豆類，飼養一週後備用。

2. 指示劑：用 1.6％Evans bIue 溶液（溶於 0.9％鹽水溶液中）似 1NHCl 校正至 pH 相當於 7.3 備用。

3. 實驗：實驗前 1 天將家兔腹部毛剪光，第 2 日將家兔背部向下固定於兔固定臺上，儘量在不刺激的情況下，於左右腹部，間隔 5 公分處，分別先後，按摩和不按摩組作自身對照法，在腹部選點皮內注入 1.6％Evans blue 溶液，直徑形成 0.7～1 公分之丘疹。

對照組：不按摩，注射色素後立刻測得色素形成之丘疹面積，等待 30 分鐘後，再測得色素丘疹之面積，以

備和按摩組對照。

按摩組：在對照組家兔腹部的對側，依照上法注入色素，測得立刻形成之色素丘疹面積，然後在色素周圍進行按摩，按摩 15 分鐘後，等待至 30 分鐘，再測得色素丘疹擴散之面積，以備和對照組對比統計。

4. 測量擴散面積之方法：將色素擴散野的境界用透明蠟紙描記下來，再描在方格（1mm²）紙上，然後將此部分剪下來，計其面積，作統計比較，用生物統計方法處理之。其實驗結果如（附圖 3-1-1）和下表 1。

表 I　按摩家兔腹部對毛細血管通透性的影響

動物數	性別	平均體重（公斤）	按摩時間	按摩手法	Evansblue平均擴散面積（cm²）		增加數（cm²）±標準誤	P
					對照組	按摩組		
11	♂9 ♀2	2.08	15分	中級	2.863	7.499	4.636±1.1	P＜0.01

二、按摩對家兔尿量的影響

方法及結果

1. 選擇健康家兔 6 隻，秤重，分籠，同樣飼料餵養一週以上，每天每隻每 kg 用胃管灌自來水 10ml，收集 3 天總尿量，然後算出 ml／kg／日如表 I，根據表 II 繪出圖 I。

2. 實驗：對照組實驗完休息 1 天，按摩組開始實驗，除和對照組同樣操作外，每天早上灌自來水後 10 多分鐘，加按摩腹部 15 分鐘，一共進行 3 天，收集每隻家兔總尿量，然後算出 ml／kg／日表 II，根據表 II 繪出下

面的曲線圖。

表 II　按摩家兔腹部對尿量的影響

動物數	日期	性別	平均體重（公斤）	按摩時間（分）	按摩時間	三日內正常尿量 ml/kg/日	三日內按摩尿量 ml/kg/日	增加數 ± 標準誤	P
6	73.4.24	♂3 ♀3	2.5	15	中級	34.63	53.78	19.15 ± 3.6427	P＜0.01

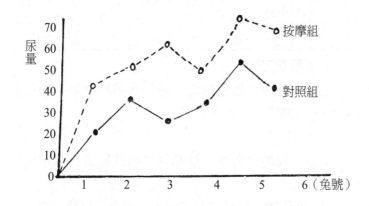

三、按摩對犬血壓、血流速的影響：

方法：（急性實驗）

1. 動物處理：將健康犬用 Pentobarbnal 30mg／kg 後肢靜脈注射麻醉後，靜脈注射肝素為 5mg／kg 防止凝血。

2. 血液流速測定法：

氣泡流量計對血液流速測定法：動物處理後，游離一側頸動脈，將氣泡流量計兩端分別插入頸動脈遠心端和近心端，動脈血由近心端，經氣泡流量計（恒溫控制）流向遠心端，再入頸動脈而循環之。實驗對於流量計，輸入

氣泡處注入恒量的氣泡，由血液推動運行，至流量計氣泡排出處，以此距離用碼錶計算其血流速度，按摩前後分別測五次，取其均值，比較其按摩前後的結果如表Ⅲ。

表Ⅲ　按摩犬腹部對血壓、血流速的影響

動物數	平均體重（公斤）	按摩時間	按摩手法	性別	血壓		血液平均流速（秒）			
					按摩前 KPa	按摩後	按摩前	按摩後 10分	按摩後 20分	按摩後 30分
3	18	15分	中級	♂2 ♀1	19.9（平均值）	18（平均值）	5.93（平均值）	12.02（平均值）	12.29（平均值）	12.3（平均值）

3. 血壓測定法：

在股動脈插入動脈套管，連於水銀檢壓計，描記於記紋鼓，在測定血液流速的同時，觀察同一動物血壓的變化結果如表Ⅱ。

另外，我們也觀察了按摩對血壓的影響，其結果如表Ⅳ。

對 100 例患者按摩進行了血壓、呼吸、脈搏影響的統計，其結果如表Ⅳ、表Ⅴ。

表Ⅳ　按摩 100 例患者對血壓、呼吸、脈搏的影響（按摩次共 10 天）

項目　　變化　百分比	血壓（收縮壓／舒張壓毫米汞柱）							呼吸（次數）			脈搏（次數）	
	低／低	高／高	高／低	低／高	不變／低	低／不變	高／不變	變慢	變快	不變	變慢	不變
男	49	7	7	6	1	3	1	67	4	3	73	1
女	19		2	2	1	2		25	1		26	
%	68	7	9	8	2	5	1	92	5	3	99	1

小結：

根據以上統計資料看，按摩對患者、對犬、家兔有以下的影響：

1. 對 11 隻家兔腹部按摩後毛細血管通透性顯著增強，P＜0.01。

2. 對 6 隻家兔腹部按摩後尿量統計 P＜0.01，尿量顯著增加。

3. 對犬急性實驗按摩腹部，使股動脈血壓下降，三隻犬的統計，平均每隻血壓下降為 1.7KPa。P＜0.02。

對犬急性實驗按摩腹部，頸動脈血液瀛速變慢；

正常血流速	三隻平均 5.93 秒
按摩後 10 分鐘	三隻平均 12.02 秒
按摩後 20 分鐘	三隻平均 12.29 秒
按摩後 30 分鐘	三隻平均 12.3 秒
按摩後 30 分鐘	變慢三隻平均 6.37 秒

4. 對 100 例患者按摩五次，共 10 天，其結果呼吸變慢 92％，脈搏變慢 99％，血壓下降為 68％。

5. 對 100 例患者按摩後，血壓、呼吸、脈搏的影響；

(1)初次按摩前和最後一次按摩後（10 天內按摩五次）血壓降低 1/0.7KPa

呼吸變慢 1.7 次／分

脈搏變慢 4.4 次／分

(2)每次按摩前後（10 天內共按摩 5 次）的變化：

血壓降低 0.9／0.19KPa

呼吸變慢 1.9 次／分

按摩100例患者對血壓、呼吸、脈搏的影響（中級手法每次按摩15分鐘）

表

年齡	性別	人數	按摩前和最後一次按摩後的變化（10天內共按摩5次）						每次按摩前後的變化（10天內共按摩5次）					
			血壓（收縮壓/舒張壓Pa）		呼吸（次數）		脈搏（次數）		血壓（收縮壓KPa/舒張壓）		呼吸（次數）		脈搏（次數）	
			前	後	前	後	前	後	前	後	前	後	前	後
20歲以下	男	2	13/8.7	14/8.8	19	18.5	73	71	12.8/8.3	12.9/88	20.4	16.7	74.6	68.4
	女	1	15/10	13/9	20	20	78	80	14.5/9.6	132.6/8.7	20.5	18.5	76.5	71
21〜30	男	11	15.5/10.5	14.7/9.7	20	18.5	86.1	79.2	15.3/10.1	14.6/9.9	20.2	18.7	87.1	79.7
	女	5	14/9.1	14/9.5	20.4	19.4	84.4	77.6	14.3/9.7	14/9.3	20.6	19.3	86.2	80.6
31〜40	男	21	15.6/10.5	14.4/9.7	20	18.6	77	74.5	15.1/10.1	14.1/9.9	19.9	18.7	81.1	75.3
	女	8	14/9.6	13.7/8.9	21	18.8	76.7	77.7	13.9/9.4	13.6/9	20.7	19.3	81.2	76.5
41〜50	男	31	15.5/10.7	14.7/9.9	20.5	19.7	81.4	74.1	15.1/10.2	14.5/9.6	20.5	18.8	80.9	74.6
	女	30	15.5/10.5	13.8/9.3	20.2	17.8	84.2	76.4	15/10.2	14.3/9.6	20.2	18.4	80.9	75.7
51以上	男	9	16.5/10.6	14.7/9.8	20.4	17.8	81	73.3	19.7/9.4	15.3/10.1	19.5	18.4	81.4	76.3
	女	2	16.6/11	15.5/9.9	22	19	81	72	16.1/10.7	15.8/9.8	21.6	19	79.4	70.6
平均數	男	74	15/10.2	14.5/9.6	19.9	18.6	79.7	74.4	15.6/9.7	14.4/9.7	20.1	18.2	81	74.8
	女	26	15/10	14/9.4	20.7	19	80.8	76.7	14.7/9.5	14.2/9.4	20.7	18.9	80.8	74.8
合計均數		100	15/10	14.3/9.5	20.4	18.8	80.3	75.6	15.2/9.5	14.3/9.5	20.4	18.6	80.9	74.8

脈搏變慢6.1次／分

(3)由表內看出初次按摩前和最後一次按摩後的變化，除 20 歲以下男組血壓上升，女組脈搏不變，脈搏增快。31～40 歲女組脈搏增快。每次按摩前後的變化，20歲以下男組血壓為上升外，其他年齡組血壓、呼吸，脈搏均下降。

從以上點滴實驗資料看，按摩對機體確實有些影響，對脈管系統的影響是肯定的，按摩可以使毛細血管通透性增強，可能是局部代謝增強，血管活性物質改變所致。可以使尿量增加，可能是內臟循環部位的血管擴張，血流量增多，腎濾過率相對增大，從而使尿量增多。

血壓下降，可能是由於按摩引起機體循環部位血管擴張，外周阻力減小，心跳變慢，從而使患者的血壓下降，犬股動脈血壓下降，血液流速變慢，其機理如何，尚待進一步研究。

第二章　按摩治療腹部術後黏連療效觀察

　　腹部手術後，由於感染或其他原因，常常在切口處形成疤痕，淺、深層組織形成黏連，沒有較好的治療方法，給病人造成很大的痛苦，甚至影響工作學習。

　　我們用按摩治療腹部術後黏連 30 餘例，均獲得較滿意的效果，其中 20 例報導如下：

一、臨床資料

　　本病例絕大多數是在其他醫院診治的，效果不明顯，轉我組按摩治療。其中男 9 例，女 11 例。工人 13 例，幹部和其他 7 例。

　　年齡最小的 20 歲，最大的 53 歲。患病時間最短的 3 個月，時間最長的 17 年，平均患病三年以上。胃手術 4 例，膽囊手術 1 例，空回腸手術 7 例，闌尾手術 9 例，結腸、輸卵管手術各 1 例，子宮手術 2 例。作過一次手術的 16 例，作過兩次手術的 3 例，作過 3 次手術的 1 例。

二、病人的一般情況

　　絕大多數患者，走路身體前屈，不能闊步行走，面部表現十分痛苦。

　　一般檢查：20 例中，15 例切口處已形成疤痕，並有不同程度的淺組織黏連，透過鋇劑造影，15 例中有 12 例深部組織亦有不同程度的黏連。20 例患者都有壓痛和不同程度的牽拉性痛；17 例有腹痛、腹脹、食慾缺乏、排

便不正常。

三、治療手法：

我們通常用的腹部按摩手法，大致依照消化道排列順序，從上向下操作，分：常規手法和重點手法兩種，病人仰臥位，醫生在病人右側進行操作。

1. 常規手法：

分指掌摩法、指揉法、掌揉法、指壓法，指掌橫揉法和顫動法等，最後以掌摩法結束。

(1)指、掌摩法：從胸壁前下緣開始至恥骨聯合前面，全腹部操作。目的緩解緊張，屬預備手法。

(2)指揉法：是用指腹，在病區周圍配合病人的呼吸進行操作，對鎮靜、止痛、軟化疤痕和剝離黏連都有較好的作用。

①胃區指揉法：在臍和胸骨劍突之間定相等距離三點（相當於上、中、下脘穴處）指揉，操作時以中指指腹為中心，其餘指配合進行揉動。

②軟化疤痕和淺組織黏連剝離法：以中指指腹為中心，從疤痕邊緣向遠側揉動，實出虛回，根據疤痕的長短和高低，指揉 7～9 遍，不能直接在疤痕上揉，容易引起擦傷。

③深組織剝離法；以 2～5 指的指腹，從黏連部邊緣，由淺入深，逐漸向下指揉，揉時亦是實出虛回，揉到深部後再徐徐放鬆。在黏連周圍指揉 7～9 遍。

(3)指提揉法：雙手拇指在臍右，其餘指在臍左，各指距臍約 2～3 寸（雙手拇指、中指四點），定位後各指

向正中提揉，提揉後再徐徐放鬆，如此提揉 3～5 次，使空、回腸都能受到揉力為度。

(4)掌揉法：是掌心對準肚臍，用掌心周圍的高起處，在臍周圍以順時針方向揉動，有緩解痙攣，促進胃、腸蠕動的作用。

(5)指壓法：是以 2～5 指的指腹，先向前輕輕揉壓，然後以中指為中心向後回揉，動作要逐漸由淺入深向下加壓，壓力要達到深部組織，使組織起到移動和剝離作用，下壓時不能用力過速過猛，以免撕傷組織。指壓是從結腸右曲沿橫結腸壓至結腸左曲處，共 9 點。

(6)指掌橫揉法：雙手的指掌面，從胸壁的前下緣開始，拇指在右側，其餘指在左側，從上向下左右橫揉，最後將揉力放鬆於恥骨聯合的稍上方。橫揉時使腹腔絕大多數臟器都能受到移動為度，橫揉有調節蠕動，緩解痙攣，幫助消化等作用。

(7)顫動法：有緩解緊張和調整臟器復位的作用。是用 2～5 指的指腹，在選定的顫點（左、右腹部從上向下各選定相等距離三點，臍上、下約 2～3 寸處各選二點，共八點），以腕的顫力上、下顫動。顫動時要輕巧靈活，不能用力過大。

(8)指掌摩法：和第一式相同，目的緩解緊張，屬恢復手法。

時間：20～25 分鐘左右。

操作時，按病人的體質、病情、採用輕、中、重三級手法，一般先按摩 3～5 次後，選療效較好，病人容易接受的級量定為這個病人的治療手法。黏連 3～11 個月的

病人，用輕、中級手法，以中級手法為主，1～3 年的病人，中，重級手法交替，三年以上的病人，輕、中、重三種手法結合，以重手法為主。

2. 重點手法

(1)軟化疤痕和剝離黏連：重點是指揉法，根據病情定級量。橫揉、顫法可適當配合。

(2)上腹部症狀明顯時，和胃區痛、食慾缺乏、噁心嘔吐、噯氣、呃逆等。除常規手法外，在胃區三點處指揉，先以中指指腹按在上點處，食指環指按在中指旁，以順時針方向，結合病人的呼吸，呼氣時徐徐向下深揉，吸氣時輕輕放鬆，如此指揉 7～9 次，再以同樣的方法，在中、下點處指揉。

(3)臍周圍和下腹部症狀明顯時，如：腹痛、腹脹、腹瀉、便秘、月經不調等；除常規手法外，加重掌揉法、指掌橫揉法、指壓法、顫動法等，除加大級量外，多操作5～7次。

四、療效觀察

1. 症狀和療效標準

(1)症狀標準，疤痕和切口用公分計算。自覺和他覺症狀用符號代替，如：嚴重++，一般+，輕±，症狀消失一。症狀嚴重的病人，按摩數次後症狀開始消失，即成+，再按摩幾次後症狀基本消失，即成±。再按幾次後症狀完全消失。

(2)療效：用痊癒、顯效、有效、無效四級說明。

2. 按摩次數和症狀的變化

(1) 15 例有疤痕和淺深組織黏連：透過鋇餐造影，症狀嚴重的 7 例，一般的 8 例。切口最長 15 公分，最短 4 公分，平均 7.9 公分，疤痕最高 0.5 公分，最低 0.1 公分，平均 0.2 公分。

症狀變化 例數 按摩次數	開始消失	基本消失	完全消失
	15	15	13
最　少	2	4	4
最　多	18	18	18
平　均	6.85	7.26	8.45

(2) 20 例有壓痛、腹痛、腹脹。症狀嚴重的 11 例，一般的 9 例。

症狀變化 例數 按摩次數	開始消失	基本消失	完全消失
	20	20	11
最　少	2	2	3
最　多	12	22	22
平　均	3.66	6.22	8.33

(3) 17 例噁心嘔吐，食欲缺乏和排便不正常，其中症狀明顯的 5 例，一般的 11 例。

症狀變化 例數 按摩次數	開始消失	基本消失	完全消失
	17	17	12
最　少	2	2	3
最　多	13	15	15
平　均	4.31	5.57	6.6

為了鞏固療效，在症狀完全消失後，仍繼續按摩 3～5 次。

20 例患者中透過按摩治療後，9 例症狀完全消失（痊癒），占 45％，4 例顯效，占 20％，7 例有效，占 35％。沒有無效的。

五、典型病例

病例一：張××，男，33 歲，工人。

【主訴】：1965 年作腸梗阻手術，術後因腸黏連又形成梗阻，1967 年作第 2 次手術，第 2 次手術後，一直腹痛、腹脹、不想吃飯，大便乾燥，三、四天排便 1 次，有時噁心嘔吐，切口都有疤痕，不能直腰走路，勉強走 30～40 步，就得蹲下休息，幾年來一直不能上班工作。

【檢查】：腹肌緊張，右腹肌有輕度萎縮，臍下右側相當鎖骨中線兩旁，有切口兩個，平均長 11 公分，已形成疤痕，疤痕的最高點 0.5 公分，中等度硬，疤痕和深層組織形成黏連。右下腹部有壓痛。鋇餐造影，小腸第 5、6 組有黏連。

【治療】：用輕級常規手法按摩後，在疤痕周圍加重級量重點指揉，每次 20 分鐘左右，隔日 1 次。按摩 3 次後，腹脹、壓痛、噁心嘔吐基本消失，腹痛減輕。第 4 次按摩後用中、重級手法。第 6 次按摩後疤痕逐漸變軟，和深層組織有移動現象，從第 7 次後加重掌揉法、指掌橫揉法、指壓法。第 10 次後疤痕和皮膚平行，左右腹肌相等，按摩 12 次後，一切情況基本正常，每日大便 1 次，稍乾燥。其按摩 15 次一切症狀完全消失，停止治療，病

人上班工作。

病例二：韓××，男，35 歲，幹部。太鋼醫院外科住院病人。

【主訴】：1974 年 3 月份因小腸扭轉，急診復位，剖腹後因腸管已成秋果色，有中毒休克現象，關閉腹腔，後因腸壞死，作第 2 次手術，術後因炎性化膿，第 3 次手術切開引流，目前切口已癒合，但形成疤痕，腹脹、陣發性痛，不能吃飯，有時噁心嘔吐，直腰時痛，不能大步走路，一直住院治療，但症狀越來越嚴重。

【檢查】：病人身體十分消瘦，不能大步走路，正中線和右腹直肌外側有兩個切口；一個長 15.5 公分，一個長 13 公分，均已形成疤痕，原引流處疤痕高達 0.5 公分，和深層組織有黏連，臍右側壓痛明顯，鋇劑造影，12 指腸外部有輕度黏連。

【治療】：輕級腹部常規手法按摩後，在疤痕周圍加重指揉法，每次 20 分鐘左右，隔日 1 次，級量逐漸加重。第 3 次按摩後，病人說：因起床後小跑 6 分鐘，疼痛加劇，共持續 1 天左右。第四次按摩後，各種症狀顯著減輕，能大步走路，第六次按摩後，疤痕和深層組織有移動現象，按摩至第 11 次後，各種症狀已基本消失，用勁在臍右深壓稍有疼痛，效果明顯，但病人因故停止治療。

病例三：楊××，男，39 歲，工人。

【主訴】：1971 年 4 月行闌尾切除手術，術後不久即發現腹痛、腹脹、不能多吃飯。1972 年 3 月因黏連形成腸梗阻，第 2 次手術，術後除上述症狀未減輕外，增加飯後半小時左右嘔吐，大便稀呈細條狀，第 2 個切口處疤痕

越來越大，目前不能大步走路，勉強走 30～40 步，腹痛滿頭大汗，就得蹲下休息，兩年多一直不能工作。

【檢查】：小腹膨隆，腰圍 70 公分，馬氏點處有一切口，長 6 公分。右腹直肌中右有一切口，長 13 公分，切口下端形成高低不平的疤痕，壓痛明顯，鋇劑造影，迴盲部黏連。

【治療】：中級腹部常規手法按摩後，在疤痕周圍重點指揉，每次 20 分鐘左右，隔日 1 次。第 2 次按摩後疼痛減輕，排氣通暢，腰圍 69.5 公分。第 3 次按摩後，大便成型量增加，嘔吐減輕，想吃飯，腰圍 66 公分。第 4 次按摩時，加重掌揉法、指掌橫揉法，指壓法等，第 5 次按摩後，停止嘔吐，飯後僅有噁心，疤痕和深層組織有移動現象，病人能大步走路，第 7 次按摩後，各種症狀基本消失，腰圍 64 公分，共按摩 9 次，一切症狀完全消失，病人上班工作。半年後來信，一切症狀均未發生，身體發胖，工作得很好。

六、小結

透過 20 例腹部術後黏連病人的臨床療效觀察，證明按摩對止痛、緩解痙攣、調整蠕動、幫助消化，促進循環、疤痕軟化、黏連緩解等都有效果，但還存在問題，有待進一步研究。

1. 關於按摩鎮痛和手法：揉、壓是鎮痛的主要手法，實踐證明，揉、壓必須有一定的強度和深度，使病人產生酸麻脹等主觀感覺，否則起不到作用。揉、壓是透過深部感受器傳入中樞，而引起鎮痛效應的[1]。按摩鎮痛與

神經系統功能是密切相關的,不是透過揉壓直接阻斷傳入神經,而是由傳入神經傳至中樞,才起作用的。

2. 按摩後對呼吸、脈搏、血壓、血液的流速、流量和皮溫等方面都有變化(見機制實驗),說明按摩後植物性神經系統參與了調整活動。

3. 疤痕軟化問題:手術後由於種種原因或處理不當,使局部組織破壞嚴重,不能再生修復,則由新生肉芽組織填補,肉芽組織最後成為纖維結締組織疤痕[2],我們透過動物實驗(見前),證明按摩能使局部血液流速加快,流量加大,軟化疤痕的主要手法,是用指腹緊貼疤痕向遠側揉動,實出虛回,這樣就促進了液體循環,局部血液循環旺盛及營養供給充足時,能加速組織的再生,從而疤痕向軟化方面轉化。

4. 腹部按摩大致是按消化道的順序操作,手法逐漸由淺入深,級量柔、緩、重,這樣對各組織都能起到不同程度的活動,從而使各組織的功能得到調整,局部環境改善,逐漸擴至全身,因而各種異常現象都向正常方面轉化,而臨床症狀逐漸得到緩解或消失。

參考資料:

(1)中國人民解放軍軍醫學院:科研資料選編(指壓麻醉研究專輯),2頁,1973年10月。

(2)山西醫學院:病理學(試用教材),24頁,1973年11月。

第三章　按摩治療急性腰扭傷
療效觀察

急性腰扭傷為常見病、多發病之一，尤其在廣大工農兵的工作和勞動中，發病率占急性腰部損傷的重要位置。我們共觀察治療 55 例急性腰扭傷患者，獲得一定的療效。

一、臨床資料

在 55 例患者中，男 47 例，女 8 例，年齡分佈；平均 39 歲，最大 56 歲，最小 22 歲；職業；工人 40 人，幹部 15 人（包括技術人員）。

二、病歷選擇

幾種不同情況的病例：病程 1～3 天者，30 例，占 54.5％，其中為原發病歷者占 20 例，病程 3～5 天，5～7 天各 7 人，各占 12.7％，7～10 天 5 人，占 9.1％，10～14 天，14～30 天以上者各 3 人，各占 5.5％，此類多因扭傷前患有腰椎間盤突出，或腰肌勞損，或曾有扭傷史，或腰椎骨質增生，或腰椎骶化，骶椎腰化，骶裂等非單一此病者；或扭傷後，未及時妥善治療，或者為其他腰部疾患的先驅症狀。

三、診斷標準

患者一律經外科醫師診斷，填寫病歷，轉我組治療。病史：大部分有扭傷史，腰劇痛，活動受限，因腰肌

緊張，損傷單側者，軀幹向病側傾斜，雙側者腰部挺直，轉動失靈，有的咳嗽或腹壓增加時痛加劇。

【檢查】：

腰肌緊張或痙攣，並有明顯壓痛，多顯於腰椎 4～5 和腰 5 骶 1 棘突間部或一側或兩側骶棘肌，個別患者疼痛有放散到一側臀部或一側下肢，彎腰受限。

四、治療方法

【部位】：從臀部至腰部。

【體位】：患者俯臥，腹下墊一棉墊，全身肌肉放鬆。

【手法】：一般用輕、中級手法。如體弱、病情重，年齡小用輕手法，成年人多用中，重級手法。常用手法。

1. 指掌摩法；

2. 指掌揉法，前臂揉法；

3. 指壓、肘壓法；

4. 托拉法；

【手法注意事項】

1. 手法以掌揉為主，揉時在肌痙攣之四周組織，注意四周揉力相等（所謂平衡量）。

2. 指壓或肘壓動作要徐緩，強度以病人能耐受為準，禁在痛點高峰處劇壓。

3. 如有韌帶撕裂（即壓痛點敏感度高，腫脹局部有淤血，手摸局部肌痙攣明顯者）禁用拉法。

【操作順序】

從臀至腰部按摩為向心性方向。先用指掌摩法子對稱點（患側部位和健側部位的關係，對稱點指健側），後

指掌摩患側，各 3～5 次，繼用掌揉或前臂揉於病灶四周，5～7 次，再指壓或肘壓於痛點處，1～3 次，每次壓後將壓力放鬆於四周組織，用揉法緩解痛點，反覆運用 3～5 次後，用托拉法 1～3 次，最後用指掌摩法結束治療。

【治療時間】

治療肌痙攣四周 9～10 分鐘，局部 5 分鐘，共 15 分鐘為 1 次，每日一次；病程在一週以上者，每次 20～25 分鐘，每日或隔日一次。

【療程】

一般單純性急性腰扭傷，治療 3～5 次痊癒。若二次扭傷或繼發於其他病扭傷，至少 5 次至治癒為止，一般 11～19 次可痊癒，個別療程更長。須說明幾種情況：

(1)原有其他病（腰椎間盤突出，或風濕性關節炎，或腰肌勞損，或腰椎骨質增生，或既往有扭傷史等）再加上腰扭傷者，療程長。

(2)為原發腰扭傷，經幾次治癒，工作不久又扭傷；或幾次治癒後，因感冒發燒又引起腰痛者，療程稍延長。

(3)雖因急性腰扭傷來診，但為其他病的一個症狀，如腰椎間盤突出症，故不能按此病定療程。

以上三種情況與療效也有一定關係。

【加強體育鍛鍊】

凡透過按摩治療後，症狀基本消失或明顯好轉的患者，均囑其加強腰背肌鍛鍊。因絕大部分患者從事體力勞動，適當加強鍛鍊，可消除腰部肌肉疲勞，恢復正常肌張力，改善機體血液循環，增加身體抵抗力，不僅起到治療

作用，也起到預防疾病作用。

五、治療效果

在觀察 55 例中，腰部壓痛點消失情況和功能恢復情況。平均治療 3 次，症狀可明顯減輕或基本消失，最多為 8 次，最少為 1 次；症狀和功能完全恢復正常，平均治療達 5 次，最多 15 次，最少 2 次。

一般病程短，療效高，病程長，療效低，可列表說明如下：

病程和療效關係

病程＼療效	例數	痊癒	顯效	進步	無效
1～3天	30	15	11	4	0
4～7天	14	6	5	3	0
8～30天以上	11	2	4	5	0
合計	55	23	20	12	0
%		41.8％	36.4％	21.8％	

【療效標準說明】

1. 痊癒：臨床症狀和體徵，經按摩後完全達到正常範圍。

2. 顯效：臨床症狀和體徵，經按摩後恢復達 60％以上者為顯效。

3. 進步：症狀和體微經按摩後，恢復達到 20％以上為進步。

4. 無效：症狀和體徵於療後無任何變化者為無效。

六、典型病例

例一、

李××，男性，24歲，工人。

【主訴】：因勞動時不慎，腰扭傷三天，疼痛較重，腰部活動受限。

【檢查】：

腰部挺直，腰肌緊張，手腰椎 4～5 兩側壓痛明顯，腰部活動：前屈 10°，後伸 5°左右屈近正常。

【治療】

採用上述手法，以中級手法為主，於第 1 次療後，疼痛銳減，腰部活動自如，療至第 3 次，腰部壓痛點消失，活動功能；前屈 90°，後伸 30°，左右屈各 30°，痊癒。囑其經常加強腰肌鍛鍊，預防復發。

例二

尹××，男性，54歲，幹部。

【主訴】：因抬重物扭傷腰部 3 天，現腰痛，活動受限。

【檢查】：

腰肌緊張，壓痛點相當於腰椎 2、3、4 左側椎旁，左臀點，膕窩壓痛明顯，腰部活動：前屈 15°，後伸 10°，左屈 10°，右屈 15°，下肢抬高試驗：右 40°，左 15°。

【治療】

經用輕、中級手法治療於第 2 次後，症狀緩解，至第 5 次，症狀基本消失，因年齡較大，鞏固治療兩次，共 7 次，腰部和左臀點，膕窩壓痛點消失，腰部活動：前屈 90°，後伸 30°，左右屈各 30°，痊癒。停療後囑其適當加

強腰肌鍛鍊，以防復發。

七、幾點體會

1. 此療法為深部揉壓按摩療法，不按穴位、經絡，以病理、生理解剖為基礎，治療是以病灶局部的病情決定使用某種手法。

2. 治療原則：先按摩病灶四周，後局部。改善局部血循環，使血管擴張，並使其通透性增強，血液流速流量加快，改善神經和新陳代謝狀態，故對急性軟組織損傷的瘀血，可促進吸收，可止痛、消腫、功能恢復。

3. 此按摩對一般原發病者，治癒快，療效高，不易留後遺症。

4. 根據臨床所見，損傷部位一般壓痛點敏感度高者，多為原發病灶；敏感度低者，病程多在一週左右或繼發於其他腰痛。

5. 因深入工廠，患者來源於生產第一線。男多於女，故發病率男多於女。

第四章 按摩治療腰椎間盤突出症療效觀察

我們共觀察治療腰椎間盤突出症 81 例，統計 73 例，現將臨床資料敘述如下：

一、病歷選擇

門診病人 64 例，住院 9 例。在 73 例中，男 69 人，女 12 人；年齡分佈：平均年齡 38 歲，最大 55 歲，最小 21 歲，職業；工人 51 人，幹部 28 人，學生和家屬各 1 人。

【病程】：

一個月者 7 人，三個月者 8 人，六個月者 16 人，一年以上者 19 人，三年以上者 23 人。其中病程最短 7 天，最長 10 餘年，平均在半年以上者 80％。久病者多數曾行理療、牽引、封閉，針灸，中西藥等取得一定療效或療效不著者。

來診患者一律經外科醫師診斷後轉我組治療，此病臨床表現不再贅述。

二、治療方法

根據我們按摩的臨床經驗，治療前手摸檢查脊柱有幾種情況：

1. 前突：

檢查脊柱時，椎間隙大，手摸有凹陷感，約一橫指。

2. 後突：

突出於其他棘突的棘突。

3. 側突：

用食、中指從胸椎至腰椎在橫突兩側按壓，從上往下滑摸有橫突向左或右偏移者。

一般手摸不能確診病的性質，還須結合臨床症狀和體徵，尤其應靠 X 光片定位診斷。

治　療：

【部位】：

腰部或患肢或雙下肢。

【體位】：

病人俯臥，腹下墊一棉墊，全身肌肉放鬆，從患肢足趾開始向上經小腿，大腿，臀部至腰部止。

【手法】

一般以三輕級，二中級，三重級手法，7 次以後定療程的常規手法。常用的幾種手法如下；

(1)指掌摩法

(2)指掌揉，前臂揉，掌橫揉

(3)指壓、肘壓：肘壓有三種

①肘平壓：鷹咀突和肱骨內外髁三點連一面為肘平壓。

②肘前壓：鷹咀突。

③肘後壓：肱骨內外髁。

(4)彈法：用拇指根部或掌根部操作，適用於脊柱前突者。

(5)撬法：用拇指操作，撬時要有彈性，適用於脊柱

側彎者。

(6)剎法：用拇指剎，比撬法作用深多用於腰椎骨質增生，有時和撬法同時應用。

(7)拉法：用於腰部叫托拉，用於下肢分為轉拉，屈拉，此法解決肌緊張度使其放鬆。

以上後四種手法為矯形或整形手法，適用於骨關節病變部位。

重點手法是指壓和彈、撬、剎法等，根據病情選擇應用。如晚期出現小腿後，或足外側、足底麻木、酸、脹等症狀，多合併患肢有肌肉鬆弛或萎縮；此症多用輕手法指掌揉，可提高肌張力和使運動神經興奮性增高。

病程長者手法多，治療時間和療程要長，病程短手法少，治療時間和療程要短。

【操作注意】

先治療病灶四周組織，再治療局部為原則，從末稍開始為向心性方向，結束治療時用掌摩，掌摩可使肌肉放鬆；或用拉法結束治療。

【治療時間】：每次 20～25 分鐘，隔日治療 1 次。

【療程】

21 次為一療程。按病情定療程。

三、療效

在 73 例中，痊癒 16 例，占 22％，顯效 20 例，占 27.4％，好轉 36 例，占 49.3％，無效 1 例，占 1.3％。

（療效標準同急性腰扭傷）

從腰部和下肢壓痛點消失情況說明：

1. 腰部（脊柱、椎旁）壓痛點：

平均按摩 4.1～4.2 次，壓痛點好轉，最多 11 次，最少 2 次；平均 7.8 次壓痛點可明顯好轉，最多 22 次，最少 2 次；平均治療達 13.3 次壓痛點可消失，最多 31 次，最少 4 次。

2. 下肢壓痛點

平均按摩 3.9～4.7 次壓痛點好轉，最多 11 次，最少 2 次，平均 7.4～8.5 次壓痛點可明顯好轉。最多 19 次，最少 2 次；平均達 13～16 次可使壓痛點消失，最多 31 次，最少 4 次。

3. 脊柱和下肢功能恢復情況如下表：

$\dfrac{20}{42}$ 例 $\dfrac{脊柱活動度}{抬高試驗}$ 按摩前後的比較

		按摩後與按摩前的差數				
		平均數	標準誤	t	p	差異情況
脊柱活動度	前	33.0	5.73	5.76	＜0.01	非常顯著
	後	12.25	2.13	2.87	＜0.01	〃
	左	3.75	1.44	2.60	＜0.05	差異顯著
	右	4.75	1.76	2.70	＜0.05	
抬高試驗	左	20.17	2.34	8.62	＜0.01	非常顯著
	右	20.48	2.63	7.79	＜0.01	〃

按一般外科常規檢查，正常腰部運動及其幅度：

前屈 90°

後伸 30°

側屈 20°

下肢抬高試驗正常度數：

左90°

右90°

經統計學處理，20 例脊柱活動度和 42 例下肢抬高試驗度數，於按摩後活動範圍增大，脊柱前屈，後伸 P＜0.01，非常顯著，側屈 P＜0.05，差異顯著，左右下肢抬高試驗 P＜0.01，非常顯著。

四、典型病例

例一：

原××，男性，30歲，工人。

【主訴】腰部扭傷五個月餘，腰痛劇烈，不能翻身和彎腰，左腿麻木疼痛，走路困難，在太鋼迎新街醫院外科病房住院治療，診斷為腰椎間盤突出。

檢　查

來診時左側彎腰姿勢，行走困難，右側腰肌痙攣，相當於腰椎 4—5 棘突旁壓痛明顯，疼痛放射到右下肢，右股內收肌輕度萎縮，右小腿內側感覺弱；腰部活動：前屈 0°，後伸 0°，左屈 10°，右屈 0°。抬高試驗：左 70°，右 40°，未帶 X 光片。

【手摸診斷】：脊柱後突，腰椎 4、5 棘突高於其他棘突。

治　療

【部位】：患肢和腰部。

【體位和順序】如前所述。

【手法】：中級手法。其具體手法如前。

治療三次後，腰痛緩解，活動範圍增大，至 12 次時，腰及患肢壓痛點已不明顯，至 17 次時，臨床症狀和活動功能恢復到正常範圍，停止治療時檢查：腰部和下肢壓痛點完全消失，腰部活動：前屈 90°，後伸 30°，左、右屈各為 30°，下肢抬高試驗：左 90°，右 90°。

例二：

王××，男性，35 歲，工人，住太鋼迎新街醫院外科治療已兩月餘，診斷為腰椎間盤突出症，於 1974 年 6 月 19 日來診。

【主訴】。扭傷腰部已 8 個月左右，腰痛呈持續性，右腿麻木疼痛，不能直腰，經牽引、按摩、針灸，理療，疼痛緩解，但走路須人攙扶，行動不便，坐臥疼甚，夜不能入睡，精神欠佳，痛苦病容。

檢 查

腰部活動受限，右腰部肌肉緊張，脊柱左側彎，腰椎 1～4 棘間壓痛明顯，下肢抬高試驗：左 42°，右 30°，右髂部，右膕窩，小腿外側壓痛明顯，右小腿肌肉張力降低。

治 療

按摩治療 3 次後，可自行拄拐杖行走，當時因行走不慎又扭腰 1 次，故症狀無好轉，繼續治療至第 8 次後，腰及下肢疼痛好轉，活動進步；療至第 16 次後，腰痛消失，僅留腰困，右髖及右小腿外側有輕度疼痛，腰及下肢活動範圍增大；療至 21 次，腰部壓痛點完全消失，右小腿及足外側有時出現輕度麻木，活動功能恢復正常。

五、體會

1. 此法治療腰椎間盤突出症，一般透過 10 次以上見到明顯療效，治療無效和數次治癒者占極少數，故此療法在臨床上應用有一定治療價值。

2. 根據我們的手摸診斷脊柱前突者與脊柱滑脫症有原則區別，前者為臨床體徵，後者為臨床疾病，也為按摩禁忌證。

3. 在觀察治療過程中，多數患者腰和下肢壓痛點消失後，繼之出現困惑，並持續時間較長，但不影響功能；一部分患者在治療晚期遺留小腿或足外側麻木感，其原因有待於進一步探討。

4. 我們所觀察病例，均為近期療效。

第五章　按摩治療慢性腰腿痛
　　　　療效觀察

　　腰腿痛是一個症狀，很多疾病均可引起，我組共觀察了 48 例，臨床實踐證明，重體力露天操作發病率較高，而臨床表現程度各異，易被廣大患者忽視，它比急性腰扭傷和腰椎間盤突出多見，並與二者關係密切。

一、臨床資料

　　48 例中，男性 29 人，女性 19 人；年齡最大 53 歲，最小 18 歲，平均 41 歲；取業；工人 21 人，其他技術人員和幹部 27 人。

　　來診患者一律經外科醫師確診，其中絕大部分患者曾多次進行過各種治療，效果不明顯，轉我組治療。病因方面：有骨質增生 21 人，占 43.8％，風濕性 14 人，占 29.2％，勞損性 9 人，占 18.7％，外傷性 4 人，占 8.3％。

二、臨床表現

　　大部分腰腿疼痛，不同程度功能受限，有的伴下肢或足部麻木，如坐骨神經痛；有的同時發生其他關節症狀，如風濕性關節炎腰痛，伴身體其他關節痛，而且疼痛與氣候變化有關係，陰雨天加重；如係腰椎骨質增生，疼痛和功能多在晨間起床後重，僵硬感明顯，輕活動後，症狀緩解；如係外傷性多因治療不及時，遺留軟組織慢性損傷，疼痛持續時間較長，時輕時重，易再扭傷；如係勞損者，疼痛多因久坐久站或持續彎腰加重，痛常呈酸困惑，

除以上情況外，還有因先天性異常，如骶椎腰化，腰椎骶化，穩性骶裂等引起腰痛。

部分患者經 X 光檢查，照片顯示胸或腰椎骨質增生，脊柱側彎，骶椎腰化，腰椎骶化，隱性骶裂，其中以腰椎骨質增生為主。

三、治　療

以大面積治療為主；手法一般先出輕手法開始，漸增至中級、重級手法。

1. 體位：同腰椎間盤突出。

2. 部位：腰及下肢。

3. 手法：基本和腰椎間盤突出症相同，重點手法：指掌揉法，前臂揉法，指壓法，肘壓法等。治療面積因病而定，手法的級量均由輕到重。

楊清山大夫的按摩經驗，認為慢性腰腿痛病人，往往在腰部可尋覓軟組織稍商於他處，有時是一片，有時是一長條，狀如棉花墊（和痙攣不同），在高處的周圍重點用揉法，商起處消失，症狀即消失。

【時間】：每次 20 分鐘左右，隔日 1 次。

【療程】：按病情定療程：一般 21 次為一療程。

四、療效觀察

我們按按摩對症狀消失情況定療效。48 例患者，在腰部，臀部、下肢等不同部位均有痛點或壓痛點存在，有不同程度的功能障礙。

1. **按摩對痛點消失的觀察**：腰部有較固定的痛點，

常在棘突、棘突間、椎旁肌等處，以第三、四、五腰椎部為常見。下肢的痛點在：臀中部，大腿後中，膕窩，小腿中部的前後，第三四蹠趾關節的下方等。症狀嚴重的病人，備痛點同對存在，症狀輕的病人，僅腰臀部有痛點存在，他處偶有壓痛點存在。

表1　48例按摩對痛點消失情況

痛點部位 症狀變化 按摩次數	痛點					
	脊椎		椎旁肌		下肢	
	開始消失	完全消失（痊癒）	開始消失	完全消失（痊癒）	開始消失	完全消失（痊癒）
	（見效）		（見效）		（見效）	
平均按摩次	5.3	14.39	7.46	15.2	7.53	25.85
最少按摩次	2	3	4	4	8	8
最多按摩次	14	43	36	43	14	42

從表1看出，見效次數和治療次數相差數值大，說明按摩治療慢性腰腿痛病，較治療其他腰部病需要療程長。

2. 功能恢復觀察：

正常腰部活動：前屈 90°，後伸 30°，側屈 20°，下肢抬高 90°。

下面將按摩前後下肢抬高運動的比較。列表如下：

表2　按摩前後抬高運動的比較

例數	按痕平均度	按後平均度	差度
增生21	57.38°	79.04°	21.66°
風濕14	52.07°	76.07°	24.00°
勞損 9	67.22°	85.55°	18.33°
總計44	58.86°	80.22°	21.33°

從表2可以看出按摩後平均抬高 21.33°。其中因風

濕、增生引起的慢性腰腿痛病抬高度較高，說明按摩對風濕、增生較其他病因引起的慢性腰腿痛有效率高。經統計學處理如下。

表3　風濕、增生按摩前後比較

例數	按摩前後比較				
	平均數	標準誤	t	p	差異情況
增生21	21.67	2.66	8.15	<0.01	非常顯著
風濕14	26.50	2.75	2.75	<0.01	非常顯著

　　因風濕、增生引起的 35 例慢性腰腿痛患者，於按摩後抬高度增大，P<0.01 非常顯著，證實按摩對風濕、增生有效率高。

　　【療效】：48 例慢性腰腿痛患者，經按摩治療後，痊癒 11 例占 22.92％，顯效 16 例，占 33.34％好轉 20 例，占 41.67％，無效 1 例，占 2.07％。

五、小結

　　1. 慢性腰腿痛病，病程長治癒慢，經按摩治療 48 例患者，除 1 例無效外，均收到一定的效果，尤其對因風濕、增生引起的患者效果顯著。

　　2. 此病一般痛點多在深部，為鈍痛，有的叩擊時疼痛明顯，有的指壓痛點處反而有舒適感。壓、揉手法對周圍神經起鎮靜止痛作用，故疼痛減輕，經多次按摩後疼痛消失。

　　3. 按摩可改善局部血液循環，組織供血供氧增加，代謝增高，改善局部組織營養狀態，提高肌張力，恢復其功能，故有治療作用。

第六章　按摩治療頸椎綜合徵 25 例療效觀察

　　頸椎或其附近軟組織的病理改變而造成的頸神經根、頸髓受壓或受到刺激所引起的頭、頸、肩、臂或胸部等痛疼，有的發生功能障礙，總稱頸椎綜合徵或頸椎病，此病給患者造成痛苦很大，嚴重的影響肢體活動。我們共按摩治療頸椎綜合徵 30 餘例，都收到較滿意的效果，其中 25 例報告如下：

一、一般情況

　　本組病例都是經過其他中、西醫治療後，效果不明顯，才來我組按摩治療的。其中男 19 例，女 6 例。工人 8 例，幹部 14 例，其他 3 例。年齡在 26～66 歲之間，平均年齡 45 歲左右。患病 3～5 個月者 10 例，6～12 個月者 2 例，1～3 年者 9 例，4～7 年者 4 例。

二、臨床資料

　　在 25 例中，透過 X 光片檢查，有骨質增生者 18 例，其中 4 例椎間隙變窄，生理曲度消失，1 例項軔帶鈣化，其餘 13 例為一般性骨質增生；由外傷和風濕引起者 7 例。

　　25 例頸部活動都有不同程度的障礙，都有持續性或間歇性痛，疼痛可放射到頭，耳後，頸、背、胸等部，都有不同程度的肌緊張和肌痙攣，以致影響睡眠。其中 12 例自覺左肩及左上肢疼痛，有時麻木。9 例自覺右肩及右

上肢疼痛，有時麻木。麻木有時沿前臂放射至手和手指，有時有觸電、發涼、沉重等感覺。

三、按摩治療

1. **體位**：病人坐在椅子上，姿勢自然，全身肌肉放鬆，醫生站著操作，隨部位和手法的改變，醫生的位置也隨時改變。

2. **按摩部位**：從後頭部開始，下方至第七頸椎以下，兩下外至肩部。如伴上肢症狀，加上肢按摩。

3. **按摩手法**：根據楊清山醫師的按摩經驗，分常規手法和重點手法兩種：

(1)常規手法

①指掌摩法：雙手或單手操作。

【雙手操作】：雙手的指掌面，從患者後頭部開始，沿正中線稍外摩至第七頸椎以下，再從第七頸椎兩側向外摩至肩關節背面，再向下轉變方向，最後將摩力放鬆於腋下，往返3～5次。

【單手操作】：醫生轉到患者側方，一手扶托，一手操作，方法部位同上，兩側交替指掌摩3～5次後結束。

②揉法：按部位分：掌揉法、指揉法、指掌揉法和前臂揉法四種。

【掌揉法】：醫生在病人側方，一手在肩前扶托，一手從肩關節背側開始，向內揉至脊柱稍外，以同樣的方法將肩背部揉遍即可。再從肩峰處開始，沿肩外向上揉至風池穴處，往返數次後，一手在肩關節背面扶托，另一手從肩前開始向內揉至胸前，轉變方向，向下揉動，最後將

揉力放鬆於腋下，往返 3～5 次後結束。

【指揉法】：分單手和雙手操作兩種：

單手操作：一手扶托，一手拇指的指腹，從外枕隆突外側開始向外揉動，實出虛回，如此沿頸部從上向下，揉至第七頸椎周圍，往返 3～5 次後，以同樣的方法再揉對側。

雙手操作：拇指在一側，其餘指在另一側，以各指的指腹和指的掌面，從左右風池穴處開始，沿項正中線稍外向下揉至第七頸椎周圍，方法同單側操作。雙手交替指揉 3～5 次。

【指掌揉法】：一手扶托，另一手指的掌面和手掌，從上頸部開始，向下外揉至肩上部，再從第七頸椎稍外，向外揉至肩背部，最後將揉力放鬆子腋下，兩側交替進行。

【前臂揉法】：一手在肩前扶托，另側前臂，從肩背部開始向內揉動，最後將揉力放鬆於腋後壁，兩側交替操作。

以上揉法主要是解除頸部肌肉痙攣、止痛，消腫、加強循環等作用。

③指壓法：一手在前頭部扶托，另一手拇指的指腹沿後正中線向下，在各棘突和棘突間向前深壓，尋找痛點。壓後再在棘旁從上向下深壓，尋找痛點。找到痛點後，用指揉法送到痛點周圍。如遇棘突向後高起，可在高起處向前深壓，使後突復位。

④指彈法：是骨關節和軟組織重定的主要手法，多用於脊柱側突、關節錯位和肌痙攣等情況。如側突指彈

時，一手在頭部扶托，一手拇指的指腹，在突起處，先以指腹的後 1/3 處定位，再逐漸將力量移至指腹中 1/3，向對側下壓，並迅速彈起。

⑤指撬法：多用於脊柱前突，操作時在頸側部（兩側操作），一手在頭部扶托，一手拇指的指腹，在突起的側部，先以指腹的前 1/3 處定位，再向前下深壓，並迅速向後撬起。

彈、撬可以從上向下，或從下向上，或上、下交替操作，根據病情定級量，一般操作 3～5 次即可。

⑥彈剝法：單手或雙手操作均可，常用在肌緣處。即拇指和其餘指對稱捏住肌緣，先提起再迅速放下，使肌肉受到彈力為度。

⑦托拉法：一手在患者下頜的前正中扶托，另一手在後頭部固定，雙手配合用力，使頭向左右旋轉，轉後再適當向側方拉動。拉時不能用力過速過猛，以免發生意外。

⑧顫動法：在項背部和肩上緣交替掌顫。

⑨振動法：是恢復手法，在患者肩背部，用掌、拳等方法振動，使各組織起到緩解作用為度，振後指掌摩 3～5 次結束。

(2)重點手法：在按摩過程中，骨質增生，生理曲度改變，椎間隙變窄等患者，加重指壓，彈撬等手法，除級量加重外，按摩次數亦要加多。軟組織病變明顯的，加重揉、彈剝等操作。

21 例伴上肢症狀的息者，除頸部手法外，加上肢按摩。

4. 按摩時間：一般20分鐘左右，加上肢手法的30分鐘左右。

【療效觀察】我們採取每按摩一次後，檢查症狀有無變化而進行觀察療效的。療效標準按症狀消失情況定，如：按摩幾次後症狀開始消失（見效），再按幾次後症狀基本消失，再按幾次後症狀完全消失（痊癒）。根據症狀消失情況結合近期隨訪，最後訂出療效。療效分痊癒、顯效、有效和無效四種。

為了便於檢查效果，依照症狀和部位分；頸部，肩部和上肢三項內容進行觀察。

頸部：症狀嚴重的10例，一般的15例。

肩部：症狀明顯的12例，一般的13例。

上肢：症狀明顯的7例，一般的14例，四例上肢無症狀。觀察結果如下表：

症狀變化 部位 按摩次數	開始消失 （見效）			基本消失			完全消失 （痊癒）		
	頸部	肩部	上肢	頸部	肩部	上肢	頸部	肩部	上肢
最　少	2	2	3	3	3	5	3	5	5
最　多	18	18	8	18	18	23	14	22	23
平　均	4.76	5.4	4.5	6.73	7.5	7.37	7.37	9.66	10.35
三項平均	4.89			7.2			9.73		

從上表中可以看出，按摩4次後即開始見效，按摩7次後有的症狀基本消失，按摩9次後有的症狀就完全消失。為了鞏固療效，在症狀完全消失後仍繼續按摩5～7次，所以總按摩次數最少按摩6次，最多32次，平均13.4次。有的患者在症狀基本消失後就停止按摩，或因其

他原因不能繼續按摩。25 例患者中，症狀完全消失（痊癒）的 5 例，占 20%，顯效 10 例，占 40%，有效 lo 例，占 40%，沒有無效。

典型病例

病例一：廉×，男，56 歲，幹部。

【主訴】：頭痛、頭暈、頸部疼痛，活動受限已兩年多。疼痛放射至右肩背部和右上肢，右前臂內側和右 3～5 指麻木，有時右臂有發涼和沉重感。經各種治療均無效，因此來我組按摩試治。

【一般檢查】：頭不能前屈，頸部後突，以頸 3～4 處為最突出。

頸 2～5 棘突兩旁壓痛明顯。肩胛岡的中下部和鎖骨的外下方有壓痛。右前臂內側感覺稍差。

【X 光片檢查】：頸 4～6 椎體前、後緣有骨質增生。頸椎後突，第 3～4 椎體前緣和第 1 椎體前緣及第七椎體前緣的垂直線相差 2 公分。

【治療】：用輕級手法從右手指端開始向上按摩至肩關節周圍，每次 5～7 分鐘。頸部輕級手法按摩 15 分鐘左右後，級量稍加，以壓、彈、剁、撬手法為主，再按 5～7 分鐘。

第五次按摩後，主訴睡覺好，疼痛稍減，頭稍能向前屈曲，從第六次開始級量逐漸增加，第十次按摩後各種症狀均有好轉。

從第 11 次開始改用中級手法，方法部位同上，第 15 次後級量逐漸增加。

按摩第 20 次後症狀大有好轉，從第 21 次開始改用重

級手法按摩。第 26 次後，各種症狀基本消失。X 光片檢查，後彎留 1 Cm，共按摩 32 次各種症狀完全消失。半年後隨訪病人，一切頸椎病症狀均未出現。

病例二，李×，男 49 歲，醫師。頸部疼痛、活動受限已半年。疼痛向後頭部、右肩、右上肢放射，有時疼痛影響睡覺。右前臂外側，右拇、食指有麻木感，無力但活動正常。針灸、理療、牽引兩個月均無效。X 光片檢查，頸 5～6 椎體前、後緣骨質先從右手指開始按摩至肩關節周圍，往返 3～5 次後，再用常規手法在頸部按摩，按摩過程中加重揉、壓、彈、剝等手法。前 3 次用輕級手法，以後逐漸加重成中級手法。每次 25 分鐘左右。

按摩 4 次後開始見效，10 次後症狀完全消失，共按摩 12 次停止治療。

四、小結

1. 按摩對頸椎病有一定的療效，有些病例效果很好。骨質增生患者反映；有的外科大夫不讓按摩，說按摩對骨質增生無效。

但經我們按摩試治後，確實症狀減輕或完全消失（痊癒），增生仍如舊。為什麼症狀消失？尚待大量實踐證明。

2. 軟組織病變，用揉、彈，剝手法，較好骨關節病變，用樂、彈、撬手法較好。

3. 按摩能解除肌緊張和痙攣，減輕神經血管束受壓，緩解交感輛經受累所引起的：心跳過速、血管痙攣、肢體發涼，病側皮溫較低等現象。

第七章　按摩治療肩關節周圍炎療效觀察

肩關節周圍炎又名五十肩、肩凝症、凍結肩，《臨證指南》稱「肩臂背痛」，它是一種常見病，該病患者如未能得到及時治療或治療不當，可使關節活動受累，不但病人活動疼痛而且影響勞動。我們用按摩療法治療該病，均收到良好效果，其臨床效果觀察如下：

臨床觀察 50 例肩周炎患者，均確診後進行按摩治療，其中男性 3l 例，女性 19 例。最大年齡 63 歲，最小年齡 29 歲，平均年齡 50 歲左右。病程最短一個月，最長 10 餘年，以半年左右者為多。

一般臨床表現，有肩關節周圍疼痛和活動受限，其發病原因：多數患者有外傷史，受風寒和過度勞損等。

一、療效標準

1. 痊癒：經治療後症狀完全消失，恢復正常活動。
2. 顯效：經治療後大部症狀消失，活動基本恢復正常。
3. 有效：經治療後症狀有好轉。
4. 無效：經治療後症狀不減者。

二、療　效

臨床觀察 50 例，除 6 例中斷治療外，其餘 44 例，痊癒 3 例，占 6.1％，顯效 19 例，占 43.9％，有效 19 例，占 43.9％，無效 3 例，占 6.1％。有效率 93.9％。

三、壓痛點的消失與功能的恢復

1. 壓痛點：

依病情不同，其壓痛點分佈也不同，一般在肩前、肩後、肩外、肩上、岡下凹、肩後緣正中的內側，鎖骨正中的下方等處有壓痛點，每位患者所表現的壓痛點數量位置也不等。

按摩觀察 44 例中，患者壓痛點開始消失，最多按摩 12 次，最少 3 次，平均 4.98 次，壓痛點完全消失，最多按摩 26 次，最少 6 次，平均 11.33 次。

2. 功能的恢復

肩關節的運動有屈、伸、收、展、旋前、旋後、環轉、上舉等。肩周炎患者大部肩關節活動受限，或活動時疼痛。我們選擇了屈、上舉、外展三個指標觀察按摩治療前後的功能恢復情況（正常人肩關節活動範圍：屈 90°、展 90°、上舉 180°）。

44 例按摩前後功能恢復對比：

功能	按前平均度	按後平均度	差度
上舉	140.93°	176.92°	35.99°
屈	54.33°	80.66°	26.33°
展	57.22°	84.00°	26.78°

從上表可以看出，上舉按摩後增加 36.99°、屈增加 26.33°，伸增加 26.78°，經統計學非常演算法處理，$P < 0.0l$，均有非常顯著的差異。

四、按摩手法與注意事項

肩關節周圍炎的按摩手法以摩、揉、壓、轉、拉、

振、顫、撥等手法為主，如屬功能性病變，手法宜以揉壓為主，器質性（或關節強直）者，除上述手法外以轉拉為主。在臨床上常見的體徵有壓痛點，關節強直，肌肉萎縮和關節黏連。

壓痛點：用指峰在肩關節周圍尋找壓痛點，找到痛點後，壓力不能放鬆，用揉法放到壓痛點周圍，往返揉3～5次，注意痛點周圍揉時的平衡量。

痙攣：對肌肉痙攣宜用掌揉和前臂揉，注意在痙攣部位四周揉。

萎縮：對肌肉萎縮開始用輕級手法，以後逐次逐漸加重。

黏連：對關節黏連以轉、拉、撥法為主達到使黏連面剝離的目的。轉、拉時注意術者與病人的體位角度，應視病情定轉，拉角度，操作時逐次加大，不可粗暴用力或轉、拉角度過大，以免拉傷，造成病人痛苦。

一般按摩 11 次，為一療程，療程間休息一週。另外，特別應提出的是在操作時，禁揉腋下淋巴結，防止淋巴結腫大，影響療效。

典型病例

榮××，48歲，男，工人。

【主訴】：左肩疼痛三個月，夜間尤甚，有外傷史。曾針灸治療 40 次，未見好轉。

【檢查】：肩前、肩外、肩上有壓痛點、屈 60°、伸 20°、外展 60°、上舉 160°，內收、旋內、旋外均受限。

【治療】經按摩 14 次後，屈達 90°，伸達 70°，外展達 90°，上舉達 180°，疼痛基本消失，活動恢復正常。

五、小結

　　1. 觀察肩周炎 50 例，治療效果滿意，方法簡便易行，適合廣大工農兵需要。

　　2. 因發病和症狀不同，因此治療也應有重點手法，如，肌萎縮和痙攣以揉法為主，關節黏連以轉，拉、撥手法為主，手法由輕逐漸加重，根據病理生理情況有目的進行手法加減，以利提高療效。

　　3. 平衡量的掌握，所謂平衡量是在病灶周圍，大面積的施術，力量要均等，使周圍血循環改善，增強代謝促進病灶恢復。

　　4. 轉、拉時尤其注意術者與患者的體位和角度，應按患者活動範圍逐步加大，以增強病人的適應能力，不可粗暴用力，以防拉傷，影響治療。

第八章 按摩治療四肢關節扭、挫傷療效觀察

四肢關節扭傷是外科的一種常見病，我們用按摩治療四肢扭挫傷 20 例，取得較好的療效。

一、臨床資料

在 20 例中，男性 12 人，女性 8 人，年齡分佈：平均年齡 34 歲，最大 60 歲，最小 11 歲；職業；工人 11 人，幹部 5 人，學生 3 人，家屬 1 人。

病例選擇

來診患者一律由外科醫師診斷，轉我們治療，為原發扭，挫、捩、傷者 16 例，占 80％，其中病程長達三個月，（此類曾經過其他治療，取得一定療效）最短為數小時，病程 1～5 天者 9 例，1 個月者 7 例。其次 4 例患者情況各異，其中 2 例為骨折復位後遺症，肌肉風濕及橈骨莖突腱鞘炎各 1 例，此類病程長達一年之久，短者一月左右。

【損傷部位】：以踝、腕占多數。踝關節 9 例，腕關節 6 例，膝關節 3 例，肘、肩各 1 例。

臨床特點

此病因外傷造成四肢某部軟組織損傷，其表現疼痛、腫脹、皮膚或皮下瘀血，功能障礙。

二、治療方法

根據損傷部位決定治療面積，如膝關節其治療面積

由小腿上 1/3 開始，至大腿下 1/3；若腕、踝關節，從末梢各指（趾）開始至前臂或小腿下 1/3 處止。

體位也以治療部位決定病人和術者的適當體位而進行治療。

手法

一般常用輕、中級手法

1. 指掌摩法

2. 指掌揉法，或前臂揉法

3. 指壓、肘壓

4. 拉法：屈拉、轉拉、提拉。此法根據上、下肢不同的關節部位而選擇應用。按各關節生理活動功能施用拉法。

操作順序及注意事項

治療四肢關節均從下向上呈向心性方向按摩，先治療損傷四周，後治療損傷局部為原則。先用指掌摩 1～3 次，繼用指掌揉 3～5 次，再用指壓或肘壓於壓痛點，每次壓後，壓力不能放鬆，以揉法將壓力放鬆於痛點之四周，指壓 3 次後，再行指掌揉或前臂揉，最後用拉法活動關節功能，以指掌摩法結束治療。

對於皮下瘀血或腫脹部位之高峰，禁用強力揉壓。

【時間】：一般部位治療，每次 15 分鐘。

療　程

大部分患者不定療程，因多數為急性扭、挫傷，治療 3～5 次即痊癒。少數為外傷後遺症或其他病因所致關節病變，按摩次數不定，最長不超過一個療程（21 次為一療程）。

在療程統計中：按摩次數平均為 6.3 次，最多 20 次，最少 2 次。

三、療效

根據不同病情的 20 例中，痊癒 8 例（臨床症狀消失、關節功能恢復正常）；顯效 8 例（臨床症狀消失情況和功能恢復程度可達 80%)，各占 40%；好轉 4 例（臨床症狀和功能恢復達 30%）占 20%；在好轉 4 例當中，1 例為左橈骨莖突腱鞘炎，病程一月餘；1 例為陳舊性右踝扭傷已形成創傷性關節炎，療中反覆扭傷 2 次；2 例為腕部骨質病變後遺症，故療效欠滿意。

四、典型病例

患者王××，女性，11 歲，學生，主訴騎自行車跌倒 1 天，當時右掌根部著地，現右腕腫脹，疼痛，活動時痛劇。

檢查：

右腕腫脹，腕關節上約 3cm 處壓痛明顯，腕部活動：旋內旋外痛劇，伸屈尚好。

治療：

按摩 1 次後，疼痛銳減，腫脹減輕，治療 3 次後，疼痛，腫脹消失，功能完全恢復正常。

五、體　會

1. 按摩治療四肢關節扭挫傷，對原發病灶未經其他處理者，治癒率高，時間短，不易留後遺症，療效較為理

想。

　　2. 如有骨質損傷為按摩禁忌證。

　　3. 治療當中，須配合抬高患肢，加速靜脈回流血量，促進淤血吸收，可消腫、止痛。

楊清山傳人按摩經驗心得（一）

　　我和按摩醫師楊清山以師徒關係從 1945 年開始交往，直至 1986 年他謝世後。40 多年來，我們的關係一直處得較為親密，他給我教按摩，我給他教人體解剖生理學，我一直叫他為楊兄。

　　我的體會，楊醫師的按摩，在中國傳統的導引按摩基礎上，獨樹一幟，他的按摩手法在運用時結合呼吸用氣，在向下向前按摩時呼氣，力量逐漸由淺入深，使氣從手掌湧泉穴和指端十宣穴達到病區，手法回收時放鬆慢慢吸氣，一般是比較緩慢的，由呼吸用氣達到治病目的。而我在初學時不會用氣，只是快節奏的不停的前後推動，一會汗流滿面，即喘不上氣來，而且收效不大，往往挨楊醫師的批評，跟他多年來，只要他在場，病人就不讓我按摩，因為他按摩得好，功夫深、收效大，病人感到舒暢，直到 70 年代初，書稿快完成時，他對我的批評才少了。

　　他經常教我用氣，按摩時呼吸吐納用氣均勻，手法必須結合呼吸，否則治療效果不大，他批評我性子太急，按摩時病人不舒適，我也很生氣。內心實在不服他，可是有許多病人，不但在山西治不好，而且跑遍全國，仍無法治療，最後楊醫師都給治好了。在這種情況下，我才從心裏切實的佩服了他的按摩技術，學習進步也較快了。

　　楊醫師非常細心，更大的優點是耐心，不辭勞苦，往往一個病人按摩半年，甚至 1 年仍給治療，他看好許多不治之病。我跟楊醫師學按摩 40 多年來，有不少體會，

提出供同道們參考：

　　輕量級手法與重量級手法的關係，局部和整體的關係：按摩時分輕、中、重三種手法，輕重手法是因病人的體質強弱而定，不能千篇一律，具體地說：以醫生手的握力作為標準，握力最大為 25 公斤，5 公斤為輕；15 公斤為中、25 公斤為重。局部是小部位，如踝關節，腕關節，整體指大面積和全身。

　　常規治療是什麼地方有病，按摩什麼地方，以局部為主，我的體會是：急性病，熱性病（實證）、局部扭挫傷，以中、重量級手法為主，如踝關節扭傷，主要按踝關節。久病體衰（寒證）、以輕手法、大面積或全身按摩為主，如高血壓，神經官能症，肺切除手術恢復期。一般保健須大面積按摩，如頭、背部和全身以及慢性病恢復期均屬於保健按摩。

　　踝關節病：除風濕病外，往往運動員容易扭傷踝關節，按摩時應在踝關節上部和下部以局部重手法為主，在足背、趾背以重手法指掌向下揉動，10 分鐘後，再在小腿部以向心性重手法掌揉，一般急性扭挫傷，按摩 15～20 分鐘，腫脹即可消失，皮膚有明顯的皺紋，1～3 次即可消腫消痛，特別注意，如馬上扭傷時，不能在傷處用力按摩，以防皮下出血更多。

　　頑固性失眠症：失眠在 5～10 年以上者，先讓病人仰臥位，頭面部指掌摩 20 分鐘，再讓病人腹臥位，在脊柱兩旁先用雙掌沿脊柱向下掌揉 5～10 次，再用雙掌從肩背向外揉動 3 分鐘後，再在胸背部、腰背部以同樣的方法向外掌揉，如此反覆 10 分鐘，再從骶部外側沿夾脊穴向上

掌揉，揉至肩部時，用力在肩上緣抓拿 5 次，每次頭背部共按 40 分鐘，20 次為一個療程，一般 3～4 個療程即可痊癒。如伴有頭痛頭暈者，可在頭頂部用力指按，並在百會穴、風池穴、啞門穴等部，以重量級手法指壓，每個穴位用力壓 1 分鐘左右。

頭痛：種類很多，手法各異。

高血壓、中風、頑固型傷風等性質的頭痛往往在頭頂部（百會穴周圍）、有大小不等的虛腫部，一般虛腫起部約 0.5 公分高，如果發現這種情況時，在作完常規頭面部按摩後，可在虛起部用力指按，將虛起部按遍，按時病人感到特別舒適，什麼時候消腫，頭痛即可消失，血壓下降。1966 年遇到一位平遙老太婆，頭痛 20 餘年，每年秋末冬初即發病，夏初不治自癒，經檢查，頭頂部有約 25 公分一片高虛腫，遇風頭痛難忍，痛時頭上加裹一塊頭巾，天氣越冷頭巾加的越多，找我看病時頭上已裹著 6 塊頭巾，在頭巾裏還加有棉花，每天坐在火爐邊不起，我開始時用重手法在頭部按摩，按後以拇指指腹在虛腫部用力下壓，立時止痛，病人頭腦特別清醒舒適，每按 3 次取掉一塊頭巾，第一個療程共按了 20 次，頭部棉梧和頭巾即全部取掉，虛腫逐漸好轉，兩個療程後虛腫消失。共按了 3 個療程，痊癒。目前病人已 80 餘歲，仍然健在，頭痛再未出現。

差氣（出錯了氣）：病人往往在行走間、或上、下自行車時，突然在胸側壁下部和腰外側部疼痛難忍，幾乎不能呼吸和說話，一般是一側發病者多見，遇到這種病人時，可在足趾背側間隙，找壓痛點，這個敏感點特別明

顯，用力下壓病人大叫一聲，立刻止痛，病人便可行走，這個痛點指壓有奇效。1987 年 8 月日本新瀉市束洋醫療健康中心的針灸按摩院請我講學，4 個人抬 1 個中年男子大喊大叫找我治療，經在左第四、五趾背處找到痛點，壓下後病人大叫一聲，即站起來走路，病人高興的不住說：多謝！多謝！幾個人笑著走出病院，從此我在針灸按摩院名聲大振，病人每天絡繹不絕。

腸、胃痙攣：俗話說肚痛不算病，痛起來要了命，痙攣引起的胃腸部痛，常有使病人痛的滿頭大汗，這時可在膝關節內下（陰陵泉後方）找敏感點，找到後立刻指壓，壓時可放射到足部和大腿根部，能立刻緩解痙攣。

消除臉部皺紋有妙法：人過中年後臉上開始有皺紋出現，尤以女性往往在 30 多歲時，眼外角的魚尾紋即開始出現，同時額部也出現皺紋、鼻唇溝開始加深，中老年的體態，偷偷地向她們襲擊而來，治療時讓受術者仰臥位躺在床上，醫生雙手拇指指腹，從眼外角開始，向外推按至髮際，如此反覆 10 次，再以雙手 2～5 指的指腹從額正中線開始，向外推按至兩鬢的髮際，如此反覆推按 8～10次，再以雙手 2～5 指的指腹從眶上緣開始，向上推按至髮際，如此反覆推按 8～10 次，每日早晚各按 1 次，按摩20 次以後面部變得紅潤光澤，皺紋即開始消失。自我按摩消滅皺紋法，以雙手的指掌面、每日早晚各在前額髮際處向下推按至下頷骨下緣，如此反覆推按 36 次，只要你堅持按摩，不但皺紋消失，顏面也變得紅潤光澤，確實能使人返老還童，變得年輕了。

人到中年後，不但皺紋開始出現，不少人小肚子也

向前鼓了起來，尤其婦女，有的人肚子越來越大，控制大肚有妙法；讓病人仰臥於治療床上，全身肌肉放鬆，醫師用雙手的指掌面從胸廓前下緣沿腹壁兩側，向下掌揉至腹溝部，反覆按摩 15～20 次，再以雙手拇指在病人臍下左腹部，其餘 2～5 指的指腹在臍下右腹部，然後先以拇指向病人左側推按，再以其餘四指的指掌向病人右側推按，如此推按 15～20 次，最後放鬆於恥骨恥聯合上方，此時讓病人腿部伸直雙手平放於大腿外側，以腰部的力量起伏15～20 次，再讓病人伏臥在床上，雙手掌按於床上，腰膝部伸直作伏臥掌撐 15 次，如此每天堅持操作，兩個月後腹部脂肪代謝加強，脂肪逐漸消失，肌肉彈性加大，鼓腹自然消失。

近視眼、老花眼、視物漠糊：按摩也有很好的效果，病人仰臥位躺在床上，醫師坐於病人頭後，以雙手的指掌面，從眼內角開始，向外按摩至眼外，然後再在眼內角睛明穴、眼外角太陽穴、魚腰穴（眉中部）各點壓 1 分鐘，如此反覆 15～20 次作點壓治療，20 次為 1 個療程，4個療程後，眼疾即有明顯好轉。

山西老區醫學院教授　李榮華

楊清山傳人按摩經驗心得（二）

曾於 20 世紀 50 年代，在楊清山老師的教導下，又經過幾十年臨床實踐，對常見病的治療，除書上介紹的手法外，重點探索針對某病有獨特療效的手法，打破常規手法，大膽地改進了一步，取得滿意療效，現介紹如下；

1. 腰部按摩：

急性腰扭傷，腰肌勞損，腰椎間盤突出等病，在檢查時可見到，腰部組織有突起，壓痛明顯。治療時，除掌摩外，重點用深部揉壓法或前臂揉法，操作 9～11 次，每次治療 15 分鐘，每日 1 次，約 3～5 次，局部組織基本恢復正常，隨之症狀消失。

2. 更年期症候群：

此病常出現頭痛，失眠，在檢查中可見百會穴有明顯壓痛；手法順序先用指摩，指壓，後用雙手指提揉壓法，各 9～11 次，時間 15～20 分鐘，每日治療 1 次，約 7～10 次，頭痛和睡眠均有明顯改善，但鞏固治療需 1 療程。1 療程 15～20 次。

3. 頸部按摩：

頸椎病合併有高血壓者，治療部位除頸部，再加肩背部，因為在檢查病人時，頸部和肩胛骨上緣或內側緣同時出現壓痛點，所以手法的重點多在壓痛點周圍用指揉，指掌揉法，7～9 次，每次 15 分鐘，每月 1 次，一般 7 次左右，壓痛點基本消失，血壓不同程度地下降。但應說

明，病程長，療效慢，反之則快。

　　單純頸椎骨質增生患者，多伴有患肢症狀，除重點在頸椎用指揉壓法外，還配合患肢手法治療，治療效果比單純頸部按摩療效好。

張秀瑞

導引養生功

張廣德養生著作　每冊定價 350 元

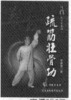
疏筋壯骨功
定價350元

導引保健功
定價350元

頤身九段錦
定價350元

九九還童功
定價350元

舒心平血功
定價350元

益氣養肺功
定價350元

養生太極扇
定價350元

養生太極棒
定價350元

導引養生形體詩韻
定價350元

四十九式經絡動功
定價350元

輕鬆學武術

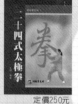
二十四式太極拳
定價250元

四十二式太極拳
定價250元

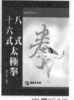
十六式太極拳
定價250元

三十二式太極劍
定價250元

四十二式太極劍
定價250元

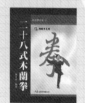
二十八式木蘭拳
定價250元

三十八式木蘭扇
定價250元

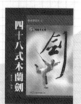
四十八式木蘭劍
定價250元

分解教學二十四式 簡化太極拳
定價280元

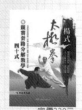
楊式太極拳 競賽套路分解教學 四十式
定價330元

四十二式太極拳 競賽套路分解教學
定價250元

陳式太極拳 三十六式 套路分解教學
定價250元

太極跤

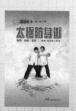
太極防身術
定價300元

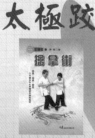
擒拿術
定價280元

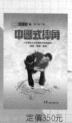
中國式摔角
定價350元

彩色圖解太極武術

定價220元

定價220元

定價220元

定價220元

定價350元

定價350元

定價350元

定價350元

定價350元

定價350元

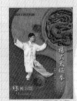
定價350元

定價350元

定價350元

定價220元

定價220元

定價220元

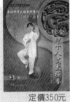
定價350元

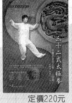
定價220元

定價350元

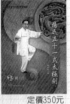
定價350元

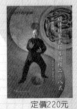
定價220元

定價220元

定價220元

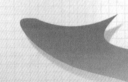

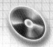

太極武術教學光碟

太極功夫扇
五十二式太極扇
演示：李德印 等
(2VCD)中國

夕陽美太極功夫扇
五十六式太極扇
演示：李德印 等
(2VCD)中國

陳氏太極拳及其技擊法
演示：馬虹(10VCD)中國
陳氏太極拳勁道釋秘
拆拳講勁
演示：馬虹(8DVD)中國
推手技巧及功力訓練
演示：馬虹(4VCD)中國

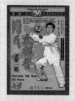
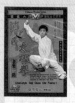

陳氏太極拳新架一路
演示：陳正雷(1DVD)中國
陳氏太極拳新架二路
演示：陳正雷(1DVD)中國
陳氏太極拳老架一路
演示：陳正雷(1DVD)中國

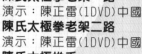
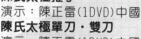

陳氏太極拳老架二路
演示：陳正雷(1DVD)中國
陳氏太極推手
演示：陳正雷(1DVD)中國
陳氏太極單刀‧雙刀
演示：陳正雷(1DVD)中國

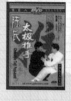

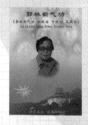

郭林新氣功
(8DVD)中國

本公司還有其他武術光碟
歡迎來電詢問或至網站查詢
電話：02-28236031
網址：www.dah-jaan.com.tw

原版教學光碟

歡迎至本公司購買書籍

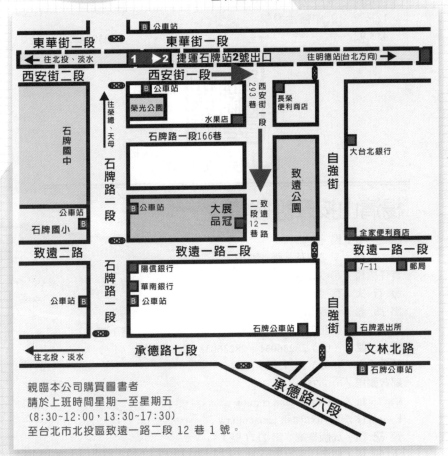

親臨本公司購買圖書者
請於上班時間星期一至星期五
（8：30～12：00，13：30～17：30）
至台北市北投區致遠一路二段 12 巷 1 號。

建議路線
1.搭乘捷運‧公車
　　淡水線石牌捷運站２號出口出站（出站後靠右邊），沿著捷運高架往台北方向走（往明德站方向），其街名為西安街，約走100公尺（勿超過紅綠燈），由西安街一段293巷進來（巷口有一公車站牌，站名為自強街口），本公司位於致遠公園對面。搭公車者請於石牌站（石牌派出所）下車，走進自強街，遇致遠路口左轉，右手邊第一條巷子即為本社位置。

2.自行開車或騎車
　　由承德路接石牌路，看到陽信銀行右轉，此條即為致遠一路二段，在遇到自強街（紅綠燈）前的巷子（致遠公園）左轉，即可看到本公司招牌。

國家圖書館出版品預行編目資料

楊清山按摩經驗集／楊清山口述　李榮華，張秀瑞整理.
——初版，——臺北市，大展，2014 [民 103.05]
　　面；21公分—（中醫保健站；57）
　　ISBN　978-986-346-019-0（平裝）
　1. 按摩　2. 中醫治療學
413.92　　　　　　　　　　　　　　　　103004227

楊清山按摩經驗集

口 述 者／楊 清 山
整　　　理／李 榮 華、張 秀 瑞
責任編輯／趙 志 春
發 行 人／蔡 森 明
出 版 者／大展出版社有限公司
社　　　址／臺北市北投區（石牌）致遠一路 2 段 12 巷 1 號
電　　　話／（02）28236031，28236033，28233123
傳　　　真／（02）28272069
郵政劃撥／01669551
網　　　址／www.dah-jaan.com.tw
E - m a i l／service@dah-jann.com.tw
登 記 證／局版臺業字第 2171 號
承 印 者／傳興印刷有限公司
裝　　　訂／承安裝訂有限公司
排 版 者／菩薩蠻數位文化有限公司
授 權 者／山西科學技術出版社
初版 1 刷／2014 年（民 103 年）5 月

定價／300元

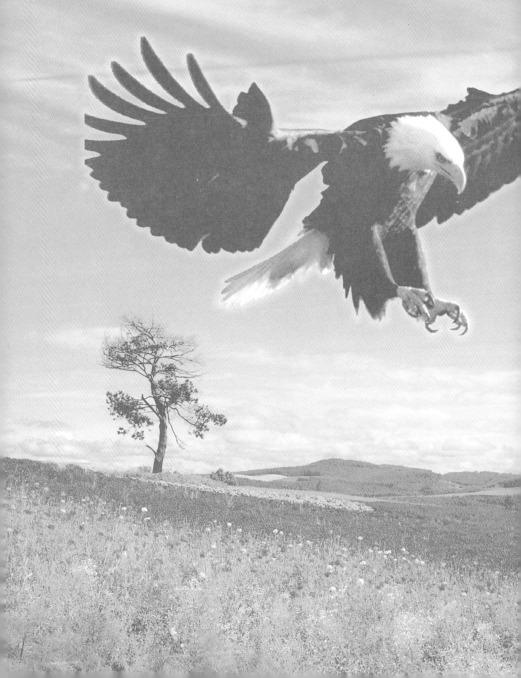

大展好書　好書大展
品嘗好書　冠群可期

大展好書　好書大展
品嘗好書　冠群可期